Gerhard Klügl

Tom Fritze

AURACHIRURGIE

GOLDMANN

Gerhard Klügl
Tom Fritze

AURACHIRURGIE

Wie sich der Körper
über sein Energiefeld heilen lässt

Überarbeitete Neuausgabe

GOLDMANN

Dieses Buch erschien erstmals 2012 unter dem Titel
»Quantenland. Ein Leben als Aurachirurg« im Arkana Verlag, München.

MIX
Papier | Fördert gute Waldnutzung
FSC® C014496

Penguin Random House Verlagsgruppe FSC® N001967

6. Auflage
Überarbeitete Neuausgabe Januar 2022

in der Penguin Random House Verlagsgruppe GmbH,
Neumarkter Straße 28, 81673 München
produktsicherheit@penguinrandomhouse.de
(Vorstehende Angaben sind zugleich Pflichtinformationen nach GPSR.)

in der Penguin Random House Verlagsgruppe GmbH,
Neumarkter Str. 28, 81673 München
Umschlaggestaltung: UNO Werbeagentur, München
Umschlagmotiv: FinePic®, München
Lektorat: Ralf Lay (Originalausgabe); Franz Leipold (Überarbeitung)
Fotos im Innenteil: Tom Fritze
JG · Herstellung: cb
Satz: Buch-Werkstatt GmbH, Bad Aibling
Druck: GGP Media GmbH, Pößneck
Printed in Germany
ISBN 978-3-442-22301-5

www.goldmann-verlag.de

»Wenn du nur Logik gebrauchst,
um die Welt zu erklären,
hast du später sehr viele Lücken.«

Sujata Banerjee

Inhalt

20 Jahre Aurachirurgie – es ist viel passiert 11

Begrüßung zur Taschenbuchausgabe *11*

Meine Neugierde ließ den Aurachirurgen Gerhard Klügl zu 15

Vorwort von Dr. med. Hermann Stephan *15*

Völlig neue Dimensionen für Heilung erkennen 19

Vorwort von Dr. med. Erika Kirgis *19*

»Er war meine letzte Hoffnung und bewirkte gleich ein doppeltes Wunder« 23

Die unerklärliche Heilung der Josefine Steininger *23*

Wenn ich es nicht geglaubt hätte, hätte ich es nicht gesehen 33

Eine neue Wahrnehmung der Welt *33*

Ein Weltenmensch wie du und ich 62

Gerhard Klügls Lebensweg und seine Entwicklung zum Geistheiler *62*

Die Aura als Wirkungsstätte der Geistheilung 81

Grundlagen für ein besseres Verständnis *81*

Schmerzbilder als Hinweis auf karmische Verstrickungen *86*

Die Energie folgt der Aufmerksamkeit – Klügl denkt biophysikalisch, nicht biochemisch 92

Eine aurachirurgische Sitzung im Allgemeinen 104

Schuld und Gelübde als größte Geißel der Gesundheit 104

Abtasten, gezieltes Heilen, Auflösen alter Gelübde 107

Resonanz, Heilung, Nachhaltigkeit – Chancen und Grenzen der Aurachirurgie 121

Aurachirurgie: Vernetzte Ursachenfindung und Behandlung 131

Fall 1: Wenn Rücken- und Darmbeschwerden zusammenhängen 131

Überlegungen aus Sicht der modernen Informationsmedizin 135

Aurachirurgie: Energie manifestiert sich in Materie 140

Fall 2: Ein neuer Muskel für die Schulter 140

Fall 3: Mandelentfernung in der Aura 142

Erklärungsmodelle durch die Quantenphysik 145

Aurachirurgie: Heilung an der Quelle der Erkrankung – im Gehirn 150

Fall 4: Ein unerfüllter Kinderwunsch wird wahr 150

Studienergebnisse der Hirnforschung 154

Ein neues Zeitalter beginnt: Paradigmenwechsel auf allen Ebenen 159
Einblicke in die moderne Naturwissenschaft 159
Gewichtsanomalien – der wissenschaftliche Nachweis einer aurachirurgischen Behandlung 164
Wunderheilung als kultureller Bestandteil der Menschheit 169
Eine neue Humanität in der Medizin 177
Ganzheitliche Heilung: ein notwendiger Schritt für den Patienten 183
Aurachirurgie im Einsatz als fester Bestandteil im »Medizin-Mix« 186

Von Mensch zu Weltenmensch 193
Gerhard Klügl im persönlichen Gespräch 193

Das eigene Quantenland entdecken 249
Schlusswort und Perspektiven 249
Auch ich sage danke! 258
Die Aurachirurgie in der täglichen Praxis – Heil- und Erfahrungsberichte von IAIM-Absolventen 260
Kontaktadresse 265

Anhang 255
Dankesbrief eines Patienten 255

Glossar 267

Anmerkungen 283

20 Jahre Aurachirurgie – es ist viel passiert

Begrüßung zur Taschenbuchausgabe

Seien Sie ganz herzlich gegrüßt zur Taschenbuchausgabe von *Aurachirurgie!*

Es ist nunmehr über zwanzig Jahre her, dass ich begonnen habe, mit der Aurachirurgie zu praktizieren – nachdem mich der englische Geistheiler Stephen Turoff dazu ermuntert hatte, es selbst einmal zu versuchen. Zu meiner Überraschung konnte ich achtzehn Leute spontan durch Behandlung in der Aura von ihren Leiden befreien. Seither habe ich rund 18 000 Patienten therapiert und über 800 Ärzte, Heilpraktiker, Physio- und Psychotherapeuten zu »praktizierenden Aurachirurgen« ausgebildet.

Vor zehn Jahren schließlich erschien die Erstausgabe von *Aurachirurgie* unter dem Titel *Quantenland* als Hardcover – ein Ereignis, das eine Menge bewegte: Zahlreiche Interviews und Reportagen für das Internet und im Fernsehen folgten (u.a. die ORF-III-Dokumentation »Die Macht der Heiler« von Bernhard Hain oder »Auf den Spuren der Heilung« von Renate Ingruber), und so konnte die Aurachirurgie einer breiten Öffentlichkeit bekannt gemacht werden. Ganz besonders freue ich mich heute über die großartige Resonanz und die Heilerfolge bei meinen Patienten, die aufgrund des Buches und der Medienbeiträge zu mir gekommen waren – sie haben am Ende bewirkt, dass auch Mediziner auf mich aufmerksam wurden und dass sich die Aurachirurgie in weiten Teilen der Komplementär- wie der klassischen Schulmedizin als beliebte Therapieform etablieren konnte.

Diese hohe Akzeptanz, mit der ich eigentlich nicht gerechnet hatte, gab letztlich den entscheidenden Impuls, dass ich 2019 in Liechtenstein die IAIM e.V., die Internationale Akademie für integrale Medizin, gegründet habe. Ich wollte damit speziell für Menschen, die ihr medizinisches Wissen tagtäglich in den Dienst anderer stellen, die Aurachirurgie in praktischen Seminaren, beispielsweise während eines Praktikums, erlernbar und erfahrbar machen. Die aurachirurgischen Techniken und Wirkweisen »integral«, in einem ganzheitlichen, übergreifenden Portfolio mit der TCM, der Akkupunktur und anderen komplementären Heildisziplinen zusammenzuführen, zu verzahnen und auf eine breite Basis zu stellen stand dabei im Fokus meiner Bemühungen.

So kann man heute durchaus davon sprechen, dass die Aurachirurgie eine nächste Entwicklungsstufe erreicht hat: die »Aurachirurgie 2.0« – aus dem »Wunderheiler-Phänomen« Gerhard Klügl ist inzwischen eine ganze Bewegung geworden mit einer neuen Generation selbstbewusster, fortschrittlicher Mediziner, Heilpraktiker und Therapeuten, die über ihre Stammdisziplin hinausdenken und ihr klassisches Repertoire problemlos durch alternative Heilmethoden ergänzen.

Doch bei aller Freude über den Erfolg ist trotzdem Vorsicht geboten, denn die Aurachirurgie erfreut sich leider auch bei ungeübten Nichtmedizinern wachsender Beliebtheit. Sie agieren im Umgang mit den aurachirurgischen Heilprinzipien fahrlässig, kennen deren Wirkweisen sowie Heilprinzipien nur unzureichend oder unterschätzen sie. Fast jeder Mensch hat Heilerqualitäten, und er kann sie oftmals auch direkt ohne großes medizinisches Vorwissen wirksam einsetzen, so z.B. beim Handauflegen, Heilströmen, Reiki oder anderen Techniken der Energiearbeit. Bei der Aurachirurgie aber muss der Therapeut genau wissen, was er tut, sonst kann vieles nachhaltig schiefgehen. Ich möchte in dieser Taschenbuchauflage diesen Punkt aufgreifen, davor warnen und gleichzeitig um Verständnis bitten, dass deshalb an unseren Ausbildungsseminaren der IAIM nur diejenigen teilnehmen können, die entsprechende medizinische Grundkenntnisse besitzen.

Im Vergleich zur *Quantenland*-Erstausgabe von 2012 – die übrigens auch in russischer und polnischer Sprache erschienen ist – haben wir außerdem einige neue wissenschaftliche Erkenntnisse sowie eine ganze Reihe praktischer Erfahrungen und Heilfälle eingearbeitet, die von meinen Seminarteilnehmern gemacht wurden. So zum Beispiel, dass man die Wirksamkeit einer aurachirurgischen Behandlung durch experimentelle Wägeversuche nachweisen kann oder dass die Aurachirurgie auch sehr gut bei Tieren wirkt. Darüber hinaus zeigen wir einen weiteren hochinteressanten Heilfall inklusive klinischem Beleg per Röntgenbilder und einem Dankesschreiben des Patienten.

Viel Freude bei der Lektüre wünscht Ihnen

Ihr

Gerhard Klügl

Meine Neugierde ließ den Aurachirurgen Gerhard Klügl zu

Vorwort von Dr. med. Hermann Stephan

Die Neugierde hatte mich getrieben, den Aurachirurgen Gerhard Klügl kennenzulernen. Was ist ein Aurachirurg? Was macht er? Wie sieht ein Aurachirurg aus?

Chirurgische Tätigkeiten sind einem Allgemeinmediziner auf dem Lande wie mir bestens vertraut, sie gehören zum »täglich' Brot«. Auch der Begriff der menschlichen Aura ist einem komplementärmedizinisch Interessierten sicherlich nicht unbekannt. In der Aura chirurgisch tätig zu sein überstieg mein Vorstellungsvermögen jedoch bei weitem, da man sie weder optisch noch haptisch erfassen kann. Darüber wollte ich nun mehr erfahren und es verstehen lernen.

Der jahrzehntelange Umgang mit kranken Menschen hat mich oft genug gelehrt, dass es Dinge gibt, die man rein verstandesmäßig nicht erklären kann. Unsere einmalige Stellung in der Evolution hat uns übermütig gemacht, und unser im Vergleich zu früheren Zeiten hoher Wissensstand hat viele Menschen vergessen lassen, tolerant und demütig gegenüber Geschehnissen und Zusammenhängen zu sein, die sich rational nicht von vornherein in unser Denkgebäude einfügen. Doch auch die in der Quantenphysik beobachteten Phänomene wie das der verschränkten Photonen, die Unschärferelation oder die belegte Erkenntnis, dass unser Geist unsere Wirklichkeit formt, bringen uns doch oft genug an die Grenzen des in der Alltagserfahrung Verstehbaren. Ein fehlendes Verständnis fordert meines Erachtens aber auch das wissbegierige und vorurteilslose Betrachten solcher Dinge – meine Neugierde ließ also den Aurachirurgen Gerhard Klügl zu.

Ich hatte mich gerüstet. Meine Ehefrau – komplementärmedizinischen Methoden gegenüber äußerst skeptisch eingestellt – sollte das »Versuchskaninchen« sein, und eine mir gut bekannte Heilpraktikerin, Bettina Zapf, die die menschliche Aura sehen kann, gab mir Rückendeckung.

Die erste Begegnung war spannend und überraschend zugleich. Uns trat ein geradliniger, sympathischer, offener und sehr belesener Mensch entgegen. Tja, es kam wie so oft im Leben erstens anders und zweitens, als man denkt!

Während der Behandlung meiner Frau erklärte uns Gerhard Klügl, was er beim Abtasten der Aura spürte, welche Bedeutung es hatte und welche therapeutischen Konsequenzen sich daraus ergaben. Dabei vollführte er, ohne meine Frau zu berühren, »Manipulationen« in der Aura, die Bettina Zapf durchaus erkennen konnte. Anschließend führte er noch geringfügige »Restkorrekturen« aus, bis meine Frau deutliche Verbesserungen spürte.

Davon ermutigt, erklärte auch ich mich bereit für eine Aurasitzung. Anlass dafür waren meine chronischen Rückenschmerzen im Zusammenhang mit einem Bandscheibenvorfall. Und siehe da: Auch sie hatten gegen die aurachirurgischen Maßnahmen des Geistheilers keine Chance. Was mich dabei aber am meisten erstaunte, war die Tatsache, dass ich während der gesamten Behandlung spontan einen körperlichen Schmerz oder ein Ziepen oder Stechen hier und dort vernahm, ohne Sichtkontakt mit Klügl gehabt zu haben oder von ihm berührt zu werden. Er »justierte« meine Rückenwirbel schließlich durch Drehen an imaginären Stellschrauben, und jedes Mal, wenn er zu stark in die eine oder andere Richtung drehte, verspürte ich eine physische Reaktion.

Was waren wir alle erstaunt, Dinge gesehen und gespürt zu haben, die unser kartesianisch geschulter Geist in keiner Schublade unseres Gehirns unterbringen konnte! (Siehe auch das Glossar am Ende dieses Buches.) Ein Mensch, der vor 200 Jahren unvorbereitet Zeuge beim Landeanflug eines Jumbojets gewesen wäre, hätte sich wohl nicht anders gefühlt. Alles erschien zunächst so unglaublich und unerklärbar, und doch war am Ende alles wahr und existent!

Als einzige Erklärung hierfür glaube ich, dass das Erfassen feinstofflich gespeicherter Informationen in der menschlichen Aura eine Gabe bedeutet, die bei den meisten Menschen im Laufe der Entwicklung verloren gegangen ist. Gerhard Klügl besitzt diese Gabe noch. Er nimmt Informationen in der Aura auf und nutzt sie therapeutisch wie ein Chirurg, der mit ganz realen Organen arbeitet. Die Voraussetzung dafür – ebenso wie für eine positive Veränderung oder Heilung – ist allerdings die Resonanz zwischen Therapeut und Patient. Die »Wellenlänge« zwischen beiden muss stimmen. Ist diese

Resonanz nicht vorhanden, wird es wohl über die Aurachirurgie keine Heilung geben – was Gerhard Klügl aber schon sehr schnell während der Sitzung erkennen und dem Patienten mitteilen würde.

Gerhard Klügl hat in all den Jahren vielen mir persönlich bekannten Patienten geholfen. Die meisten hatten wie ich eigentlich nicht recht verstanden, was er verändert hatte oder woher er derart detaillierte Informationen erlangen konnte, ohne je mit einem von ihnen gesprochen oder ihn gesehen zu haben. Ungeachtet dessen hat mich seine Art, mit Menschen umzugehen und ihnen zu helfen, tief beeindruckt und beeindruckt mich auch heute noch immer wieder aufs Neue.

Die Aurachirurgie ist ein ernstzunehmender komplementärer Weg der Heilung, ein Mosaikstein in der Palette der Therapiemöglichkeiten. Ich möchte diesen Weg im Sinne meiner Patienten nicht mehr missen und schicke sie deshalb immer auf die Reise, wenn ich der Meinung bin, dass die »Wellenlängen« stimmen.

Dr. med. Hermann Stephan

Völlig neue Dimensionen für Heilung erkennen

Vorwort von Dr. med. Erika Kirgis

Spätestens seit der Begriff Epigenetik in der anerkannten Wissenschaft angenommen wurde, weiß man, dass vorgeburtliche und auch generationsübergreifende Ereignisse unsere Gene prägen und damit auch uns, unser Verhalten und unser Wohlergehen. So hat die Hungersnot in Holland in den Jahren 1944/45 beispielsweise epigenetische Umprogrammierungen in der nächstfolgenden Generation bewirkt, und zwar in der Weise, dass viele Menschen dieser Generation – insbesondere jene, die sich zum Zeitpunkt der Hungersnot in der Fetalphase befanden – erhöhte Lipid- und Blutzuckerwerte haben, gewissermaßen um künftige Mangelzustände zu vermeiden.

Derartige Verschränkungen von Gegenwart und Vergangenheit finden ihren Ursprung im »Vitalfeld« des Menschen, einem Fachbegriff aus der alternativen Medizin. Der Mensch stellt ein offenes biologisches System dar, und unser Körper ist über die Verschränkung von Energiequanten in ständigem Austausch mit Raum und Zeit. Inzwischen ist offiziell: Materie wird permanent aufgenommen und abgegeben, grobstofflich beispielsweise über die Atmung oder die Verdauung, aber auch feinstofflich über Körperfelder. Dabei werden Form und Materie permanent über vernetzte Informationsfelder den veränderten Bedingungen der Umwelt angepasst und entsprechend neu- bzw. umprogrammiert.

Bei Allergikern mit einer Erdbeerallergie hat man beispielsweise in wissenschaftlichen Versuchsreihen beobachten können, dass die Betroffenen allein schon aufgrund der bloßen Annahme, dass Erdbeeren in ihr Essen gelangt sein könnten, mit den typischen Symptomen reagiert haben – obwohl es nur eine Täuschung war. Unsere Wahrnehmung von Realität ist also tatsächlich sehr subjektiv und beeinflusst offenbar nicht allein den Glauben, sondern auch unser Befinden.

Um diesen Effekt nun auch therapeutisch zu nutzen, gibt es in der Hypnotherapie unter anderem spezielle Techniken, mit denen der Patient in eine rein virtuelle Welt geleitet wird; dort treten unter Anleitung eines Therapeuten – ähnlich wie in einem Theaterspiel – Darsteller auf, oder aber es werden Repräsentationen sowie Surrogate zur Heilung eingesetzt. Der Patient erhält dadurch die einzigartige Möglichkeit, in virtuellen Begegnungen zum Beispiel Meinungsdifferenzen oder Missstände auszuräumen, Gegensätze abzubauen, Unterschiede auszugleichen oder einfach nur Vergebung zu üben, um das jeweilige Problem aus unterschiedlichen Perspektiven zu beleuchten und schließlich zu transformieren. Alles, was in dieser reinen Welt der Imagination geschieht, wird dabei folglich parallel, beinahe gleichzeitig auch im »wahren Leben« mit vollzogen.

Das Zusammentreffen mit Gerhard Klügl gehört im Zusammenhang mit neuen Therapieansätzen zu meinen absoluten »Augenöffnern«. Natürlich kann man als klassischer Schulmediziner nicht unbedingt sofort verstehen, was da eigentlich passiert. Doch aufgrund meiner Kenntnisse über epigenetische Heil- und Wirkphänomene sowie auch dank meiner eigenen Erfahrungen mit alternativen Heilpraktiken konnte ich sehr bald nachvollziehen, was da wirken und geschehen mochte. Absolute Voraussetzung für ein Gelingen ist meiner Einschätzung nach das großartige Einfühlungsvermögen, das In-Resonanz-gehen des Aurachirurgen; Gerhard Klügl wirkt hier auf mich stets präsent und respektvoll, ja, fast demütig und niemals dominant – wenngleich doch auch zu jedem Zeitpunkt sicher und kompetent. Ich glaube, Gerhard Klügl hat im Lauf der Jahre einfach so viele Heilerfolge erzielt, dass hier wohl kein Zweifel mehr bestehen kann. Eindrucksvoll ist auch, dass er sowohl über quantenmechanische Grundkenntnisse verfügt als sich auch andererseits eingehend mit paranormalen Ereignissen beschäftigt. Die Fähigkeit, scheinbar gegensätzliche Welten zu verbinden, scheint mir eine Grundbegabung von ihm zu sein. Sehr klar wird hierbei auch, was seine Philosophie und Religion betrifft – Philosophie im wahrsten Sinn, ist er für mich doch ein Philanthrop durch und durch: Religion sieht er so, wie sie wohl ursprünglich gemeint war – nicht als Machtinstrument, das Angst- und Schuldgefühle hervorruft, sondern als positive Lebenseinstellung.

Meinem Erleben nach gehört die Aurachirurgie zu den

erfreulichen Erscheinungen unserer Zeit und Gerhard Klügl zu ihren allerfeinsten Vertretern.

Ich bin froh und stolz, mit zum Team zu gehören!

Dr. med. Erika Kirgis

»Er war meine letzte Hoffnung und bewirkte gleich ein doppeltes Wunder«

Die unerklärliche Heilung der Josefine Steininger

Josefine Steininger sah sich um, und ihr Blick glitt hinüber auf den Tisch, wo sorgsam nebeneinander aufgereiht die verschiedenen chirurgischen Instrumente lagen. Sie erschauerte und musste unwillkürlich an ihre Operation zurückdenken, bei der ihr zwei Jahre zuvor der linke Eierstock entfernt worden war.

Was war bloß los? Wieso ließ sie das Schicksal in letzter Zeit nicht mehr zur Ruhe kommen? Erst diese Sache mit dem Eierstock, dann der Unfall mit dem Lkw, der ihr über den Fuß gefahren war, und jetzt auch noch das: Diabetes Typ 2! Dabei hätte sie es noch gar nicht mal selbst gemerkt, wenn nicht ... wenn eben der Lastwagen nicht gewesen wäre und man in der Notaufnahme ihr Blut nicht untersucht hätte. Tja, und nun nahm sie schon seit Monaten Medikamente, und es reichte immer noch nicht – ihre Blutzuckerwerte stiegen und stiegen: 247, 304, 323, 407.

Am Montag sollte sich nun entscheiden, ob sie künftig Insulin würde spritzen müssen. Aber das können die vergessen! Nie und nimmer würde sie das tun, nicht ohne dass sie vorher alles unternommen hätte, einen anderen Weg zu finden. Na ja, wenigstens diesen einen anderen Weg, auf dem sie sich gerade befand … Was für ein Glück, dass Gerhard Klügl sie heute noch »reinschieben« konnte – obwohl Wochenende ist. Nein, nein, die Unglücksserie musste endlich ein Ende haben. Und wann, wenn nicht heute?

Josefine Steininger rutschte nervös auf ihrem Stuhl, den Gerhard Klügl in die Mitte des Raumes gestellt hatte. Sie befand sich im Behandlungszimmer einer Allgemeinärztin, die mit dem Aurachirurgen regelmäßig zusammenarbeitete. Gerhard Klügl stand, ihr den Rücken zugewandt, an einem Körpermodell aus Plastik, bei dem der Bauch offen war und man die Organe herausnehmen konnte, und er richtete ein paar Innereien wieder zurück an Ort und Stelle.

»Und Sie sind direkt aus dem Krankenhaus hergekommen?«, fragte Gerhard Klügl und drehte sich mit einem freundlichen Lächeln zu ihr um.

»Direkt«, bestätigte sie; eigens für diesen Termin habe sie um Ausgang gebeten und müsse auch gleich nach der Behandlung wieder zurück.

»Na, dann sollte es sich ja wenigstens gelohnt haben – bei dem Schneetreiben heute«, entgegnete er schmunzelnd und bat sie, sich hinzustellen, um ihre Aura abzutasten.

Das tat sie, und Gerhard Klügl erhob seine Hände über ihren Kopf. Dann schloss er die Augen, konzentrierte sich und ließ die Hände in einer ruhigen, sanften Bewegung an ihr hinabgleiten. Auf der Höhe ihres Halses hielt er inne. Ob sie häufig Probleme mit dem Hals habe, Heiserkeit, Verspannung oder Ähnliches? Sie bejahte. Gerhard Klügl nickte und machte eine Handbewegung unmittelbar vor ihrem Kehlkopf, als würde er ihr gegen die Gurgel drücken, hin und zurück, hin und wieder zurück. Ob sie dabei einen Druck verspüre? – »Ja.« – Klügl nickte wieder und griff ihr hinter den Kopf, umschloss irgendetwas nicht Sichtbares, ein »virtuelles Seil« oder etwas in der Art, und zog es nach oben.

»Und jetzt – spüren Sie etwas?«

»Ja, ich bekomme keine Luft.«

Der Aurachirurg schmunzelte. Dann ging er zu seinem Tisch mit den Instrumenten und holte eine Schere. Er ergriff wieder den imaginären Strick und schnitt ihn unterhalb seiner Hand ab.

»Besser?«

Josefine Steininger konnte es kaum glauben: Ja – es war besser, viel besser sogar! Wie konnte das denn gehen? Wie hatte er das gemacht?

»Sie wurden wahrscheinlich in einem früheren Leben erhängt«, erklärte Klügl, als wäre es das Natürlichste auf der Welt. »Bitte jetzt den Kopf mal nach links und nach rechts drehen.«

Josefine Steininger wandte den Kopf nach beiden Seiten. Na ja, hier nach links, lachte sie, könne sie nicht so weit, aber das habe sie schon lange, da könne man halt nichts machen.

Klügl verkniff das Gesicht, denn er war ganz und gar nicht derselben Meinung. Er ging wieder hinüber zu seinem Tisch. Nach kurzer Überlegung kam er mit einem flachen Spatel zurück. »Sooo«, sie solle sich jetzt bitte umdrehen, er werde ihre Halswirbel anheben und wieder in die richtige Position bringen! Josefine Steininger zögerte, denn sie wollte sehen, welches Instrument der Aurachirurg diesmal ausgewählt hatte, aber es gelang ihr nicht. Er drehte sie behutsam mit dem Gesicht zur Wand und begann, mit dem Spatel knapp oberhalb ihres Rückens zu hantieren.

Gut, dachte sie, vielleicht ist es auch besser, wenn ich gar nicht mitbekomme, was vor sich geht, und sie konzentrierte sich auf die weiße Wand – so würde sie wenigstens nicht beeinflusst werden.

»Sooo«, wandte sich Gerhard Klügl nach einer Weile wieder an sie, nachdem er in der Luft an mehreren Stellen angehoben, leicht gedrückt und reguliert hatte. »Bitte den Kopf noch mal nach links drehen!«

Etwas enttäuscht, dass sie überhaupt nichts gespürt hatte, drehte Josefine Steininger ihren Kopf ... langsam, immer weiter, noch ein Stück, dann doch vorsichtiger, weil sie auf den Stich wartete, der ab einem gewissen Winkel immer kam ... weiter, noch kein Schmerz, ein kleines Stückchen, noch immer kein Schmerz! Unglaublich – sie konnte den Kopf wieder frei nach links drehen! Sie strahlte.

Klügl zog kritisch die Stirn in Falten. »Aha, gut, der Strick ist weg und die Erinnerung auch«, sagte er, hob erneut die Hände und schloss die Augen, um ihre Aura nachzutasten.

Diesmal blieb er auf der Höhe ihres Beckens hängen. Ob sie nachts häufig auf die Toilette müsse. – »Hm, eigentlich nicht«, sie habe einen guten Schlaf, wenn sie allerdings am Abend zuvor recht viel getrunken habe, dann vielleicht …

Und wie es mit dem Blinddarm stünde, noch drin? – »Ja, noch drin.« – Und andere Organe? – »Alles drin.« – Nun, das sei aber komisch, weil es sich so anfühlte, als seien Löcher im Bauch.

Josefine Steininger stutzte. Unmöglich, dachte sie, sollte er etwa … »Der Eierstock, ja, die linke Seite fehlt«, gestand sie, »und ich habe manchmal auch noch ein leichtes Ziehen.«

Klügl sah sie eindringlich mit sehr konzentriertem Gesichtsausdruck an. Er überlegte, doch schien er irgendwo anders zu sein, ganz weit weg, wohin man ihm nicht folgen konnte. Ohne ein Wort zu sagen ging er dann wieder zum Instrumententisch und kam mit einer Pinzette und einer chirurgischen Nadel zurück.

»Ich werde jetzt die Löcher energetisch schließen«, kündigte er an und begann, Josefine Steiningers Unterleib symbolisch mit Pinzette und Nadel zuzunähen. Dabei hielt er mit der Pinzette andeutungsweise etwas zusammen und machte Stiche, ein paar hier, ein paar dort … »Fertig, Frau Steininger, jetzt müsste es wieder gut sein!«

Josefine Steininger war ein bisschen enttäuscht. Nach dem ersten Erfolgserlebnis mit ihrem Hals, als sie die Verbesserung gleich hatte spüren können, war das mit dem »Löcherzunähen« für ihr Empfinden einfach zu spurlos an ihr vorübergegangen. Eilig kam sie daher gleich zur Sache, zu dem, warum sie überhaupt hier war. Sie schilderte kurz ihre Krankheitsgeschichte, den Unfall mit dem Lkw, den Befund in der Notaufnahme, Zuckerwerte, deren stete Verschlechterung, Langzeitzucker, ihren sechswöchigen Aufenthalt im Krankenhaus und die »Galgenfrist« bis Montag.

Klügl hörte aufmerksam zu. Schließlich tastete er vorsichtig unmittelbar vor ihrem Bauch, ohne ihn zu berühren. Ob sie hier etwas spüre? – »Nein.« – »Und hier?« – »Nein.« Er wanderte hinüber zum Solarplexus. »Und hier?« – »Ja, hier tut's leicht weh.« – »Und wie ist es hier?« – »O ja, hier tut's noch mehr weh!« – »Aha. Dann … weiß ich vielleicht, was es ist«, sagte er, mehr zu sich selbst, stand auf und verließ das Zimmer.

Gerhard Klügl kam mit einer netten Dame zurück, die sich als Fußreflexzonentherapeutin vorstellte. Sie holte sich sogleich einen Stuhl heran und bat um Josefine Steiningers Fuß.

»Ich habe einen Verdacht und möchte ihn überprüfen«, erklärte der Geistheiler und gab der freundlichen Therapeutin noch einen Hinweis: »Bitte nur an dem Organ, das ich Ihnen genannt habe.«

Die Therapeutin nickte und suchte nach der entsprechenden Stelle am Fuß. »Ja, das hier müsste sie sein, so – tut Ihnen das hier weh?«, fragte sie.

»Au! – O ja!«, antwortete Josefine Steininger und zog den Fuß weg.

»Ha!« So habe er sich das gedacht, freute sich Klügl. Er ging wieder zu seinen Instrumenten und kam mit einer Injektionsspritze zurück. Er packte sie aus und steckte die Nadel auf. »Keine Angst, das ist nur symbolisch«, beruhigte er Josefine Steininger, aber dort, wo die Bauchspeicheldrüse und die Gallenblase zusammengehen und in den Dünndarm führen, da fühlte es sich an, als ob der Zufluss blockiert sei. »Irgendwie kommt da kein Insulin mehr in den Darm.«

»Ach, blockiert?«, staunte sie. »Könnte es vielleicht sein, weil ich vor zwei Jahren so viel Eiter im Bauch hatte, dass ...?«

Ob das vom Eiter komme, wisse er nicht, meinte Klügl, aber in jedem Fall müsse der Zufluss wieder frei gemacht werden. Er konzentrierte sich, hielt die Spritze vor sein Stirnchakra und schloss die Augen. Behutsam zog er den Kolben auf. Eine schweigende Weile verging, Josefine Steininger saß da und sah ihm zu. Dann setzte er die Spritze bis kurz vor die betreffende Stelle und führte die Kanüle – sehr langsam – mit einer Drehbewegung in ihre Aura ein. Dort gab er eine Injektion, hielt kurz inne und zog dann den Kolben gleichmäßig wieder auf. Währenddessen neigte er die Spritze in verschiedenen Winkeln, drehte sie immer wieder, als würde er irgendwo in verborgenen Ecken absaugen. Schließlich zog er die Nadel ab.

»Haben Sie da jetzt etwas herausgezogen?«

»Ja, erst ausgespült, dann abgesaugt.«

Klügl tastete mit der Hand über den Solarplexus. »Noch Schmerzen? Nein? Dann wollen wir's doch noch mal probieren«, bat er die Therapeutin wieder um Unterstützung. Sie nahm sich Josefine Steiningers Fuß und tastete: »Hier ... da ... hier vielleicht ... oder hier ...?«

Sie wagte kaum, sich richtig zu freuen – aus Angst, der Schmerz würde womöglich zurückkehren. Und dennoch konnte und wollte sie ihre innere Euphorie nicht unterdrücken. Sie hatte keinerlei Schmerzen mehr bei der Nachprüfung durch die Therapeutin gehabt. Und sie wusste auch, wieso: weil Gerhard Klügl sie geheilt hatte. Daran zweifelte sie jetzt keine Sekunde mehr.

Josefine Steininger kehrte ins Krankenhaus zurück und begab sich unter die Dusche; dann erzählte sie ihrer Zimmernachbarin von ihrem ereignisreichen Nachmittag. Als sie sich währenddessen den Morgenmantel überziehen wollte, deutete die Nachbarin plötzlich erstaunt auf eine kleine Einstichnarbe unterhalb des Solarplexus. Ob sie dort womöglich von dem Aurachirurgen gepikst worden sei? – »Narbe, wo?« – »Na, hier.« – »Aber nein, die habe ich noch nie gesehen!«

Josefine Steininger erstrahlte übers ganze Gesicht … Das war er, dachte sie zufrieden, der endgültige Beweis, das untrügliche Zeichen, dass ihre Unglücksserie unwiderruflich ein Ende gefunden hatte!

Am darauffolgenden Montag, dem 23. April 2001, wurden bei Josefine Steininger letzte Laborwerte ermittelt und Untersuchungen gemacht, bevor eine Umstellung auf Insulin erfolgen sollte. Nach Abschluss der Auswertungen waren jedoch alle ihre Zuckerwerte normal und ohne Befund. Der behandelnde Arzt, der zunächst lediglich glaubte, sich getäuscht zu haben, verglich die Untersuchungsergebnisse mehrfach mit dem Krankenbericht und ließ sämtliche Untersuchungen wiederholen. Doch auch das brachte nichts Neues. Man behielt Frau Steininger noch sechs Wochen in der Klinik, führte Tests durch und beriet sich in zahllosen Sitzungen. Schließlich kam man zu dem Schluss, dass es sich um Schwankungen handeln musste und dass der Diabetes früher oder später wieder ausbrechen würde. So wurde Josefine Steininger erst auf eine minimale Medikation gesetzt, und als ihre Werte weiter stabil blieben, durfte sie ab Mai desselben Jahres schließlich auf alle Medikamente verzichten. Insulin hat sie bis heute nicht gespritzt.

Erst Monate später fiel Josefine Steininger auf, dass sie auch keinerlei Ziehen mehr aus ihrer linken Leiste spürte. Mit einer leisen Hoffnung angesichts der wunderbaren Heilung ihres Diabetes beschloss sie, sich ein genaues Bild zu machen, ob Gerhard Klügls »Löchervernähen« vielleicht ebenfalls Wirkung gezeigt hatte. Sie suchte zu diesem Zweck eine ihr unbekannte Frauenärztin auf und ließ sich routinemäßig untersuchen. Die Untersuchung war ohne Befund! Selbst nach zwei- und dreimaliger Überprüfung auf ihre Bitte hin konnte die Gynäkologin nichts Außergewöhnliches feststellen – es ließ sich beim besten Willen weder etwas finden, was da nicht hingehörte, noch bemerken, dass dort etwas fehlte!

Josefine Steininger war fassungslos. Mit zitternder Stimme fragte sie vorsichtig nach, ob denn auch der linke Eierstock vorhanden sei. Die Ärztin lachte. Warum er denn um Himmels willen nicht da sein sollte, erwiderte sie fragend, nunmehr doch neugierig geworden. Die Patientin aber verzichtete auf mühsame Erklärungen, die sie selbst nicht einmal verstand. Dass bei ihr am Ende wie bei einem Salamander ein Organ wieder nachgewachsen war, übertraf selbst ihre kühnsten Erwartungen und wäre von der Ärztin ganz bestimmt nicht ernst genommen worden.

Josefine Steininger lebt heute, fast 20 Jahre nach ihrer Aurabehandlung durch Gerhard Klügl, glücklich und gesund mit zwei Eierstöcken und perfekten Blutzuckerwerten.

Wenn ich es nicht geglaubt hätte, hätte ich es nicht gesehen

Eine neue Wahrnehmung der Welt

Können Sie sich vorstellen, dass es neben unserer Welt der reinen Materie auch feinstoffliche »höhere Instanzen« gibt, die alles steuern? Besitzen Körperzellen ein Bewusstsein und Objekte eine Ausstrahlung? Sind wir alle in einer Art Matrix über Raum und Zeit miteinander verbunden? Glauben Sie, dass die Kraft positiver Gedanken unheilbar Kranke heilen kann? Und dass im umgekehrten Fall negative Gedanken und dauerhafter Kummer krank machen? Ja? Vielleicht? Keine Ahnung? Eher nicht … oder doch?

Um sich ein richtiges Bild von Gerhard Klügl und seinem Wirken als Aurachirurg zu machen, muss man sicher eine gewisse Grundoffenheit für neue Ideen und Konzepte mitbringen, auch wenn sie nach schulmedizinischen Erkenntnissen nicht fassbar sind. Die moderne Physik hat festgestellt, dass es für alternatives Heilen ein neues wissenschaftliches Fundament geben könnte, das wesentlich auch auf Theorien beruht, die sich durch die Quantenphysik erklären. Diese neue Wissenschaft ist fundamental und behandelt Phänomene, die dem rein logischen Menschenverstand Paroli bieten und ein notwendiges

Maß an Interpretation zulassen. Will man hier Verständnis erlangen, ist es darum umso entscheidender, keinerlei vorgefasste Meinung zu haben. Man muss sich davon befreien und eine »grenzüberschreitende« Sichtweise zulassen, sodass man möglichst auch nicht unterbewusst nach Gelegenheiten sucht, das Ganze vom »logischen Verstand« aus zu beurteilen. Und wie unwirklich auch immer Ihnen die in diesem Buch beschriebenen Wunderdinge vorkommen mögen, es bedarf weder eines bedingungslosen Glaubensbekenntnisses, noch muss man einen Gerhard-Klügl-Fanclub gründen. Das wäre ebenso unsinnig wie eine kategorische Ablehnung oder sogar Verteufelung. Es geht allein um die Chancen, die diese ungewöhnliche Heilmethode für Sie eröffnen kann.

Wie andere Formen der Geistheilung ist die Aurachirurgie das Ergebnis einer neuen Wahrnehmung der Welt. Sie kennzeichnet den Beginn einer Epoche, in der sich etwas Revolutionäres anbahnt, das mehr ist als nur das Wunschdenken von Fantasten. Ziel ist es nicht, esoterisches Gedankengut dem schulmedizinischen Wissen vorzuziehen oder sich klar für das eine und gegen das andere zu positionieren. Schließlich geht es ja gerade darum, nicht erneut in starren Sichtweisen zu verharren, wie es großenteils noch unter Schulmedizinern, aber ebenso in der »alternativen Szene« geschieht.

Geistheilung ist ein reales Phänomen, tausendfach dokumentiert und von hochrangigen Wissenschaftlern als sogenannte Spontanheilung bestätigt. Diese Wunderheilungen geschehen wirklich, unabhängig davon, ob man daran glaubt, dass Heilenergie Geschwüre schrumpfen und sogar Organe nachwachsen lassen kann, dass wir in unserer Aura karmische Verstrickungen aus früheren Leben mit uns tragen oder dass geistähnliche Erscheinungen einen Einfluss auf die Gesundheit haben und vieles andere mehr. Glücklicherweise muss man eine Heilung ja nicht unbedingt verstehen, damit sie stattfindet.

> Die Erkenntnisfähigkeit jeder medizinischen Disziplin findet ihre Grenzen dort, wo ihr selbstgewählter Fachbereich endet.

Wir befinden uns mitten in einem medizinischen Paradigmenwechsel, und immer mehr Menschen setzen ihre Hoffnung auf alternative Heilmethoden. Doch warum ist das eigentlich so?

Bis heute »funktioniert« die Schulmedizin noch immer nach dem Weltbild Isaac Newtons, also auf Grundlage von Ideen, die weit bis ins 17. Jahrhundert zurückreichen. Zwar hat sie seitdem zweifellos bahnbrechende Fortschritte bei Therapien und der Symptombekämpfung auf rein körperlicher Ebene gemacht, dem Verständnis der grundlegenden Mysterien unseres eigenen Daseins jedoch hat sie uns nicht wesentlich näher gebracht: wer wir sind, warum wir sind, wie wir funktionieren und warum wir krank werden.

Wenn wir erkranken, wünschen wir uns nichts sehnlicher, als dass der Schmerz vergeht und wir wieder gesund sind. Um dies zu erreichen, sind viele Menschen zu fast allem bereit und lassen nichts unversucht – besonders jene, die unter jahrelangen chronischen Beschwerden leiden. Sie begeben sich auf eine Odyssee mit unzähligen Arztbesuchen und suchen ihr Heil in kostspieliger Diagnosetechnik und teuren Medikamenten. Leider ist ihnen dabei meist nicht klar, dass das »Heil« in jedem Fall nicht nur das Körperliche betrifft, sondern ebenso gut auch »Seelenheil« oder das »Heil-Sein« auf anderen, feinstofflicheren Ebenen bedeutet. Doch wen wundert's? Die jahrhundertealte kartesianische Auffassung, dass Körper und Seele – Materie und Geist – verschiedene Substanzen, also etwas Getrenntes sind und allenfalls aufeinander einwirken, ist eben nicht nur zum Stützpfeiler der klassischen Medizin geworden, sondern prägte auch nachhaltig das eigene Krankheitsbewusstsein dahingehend, dass ein Problem möglichst an einer genau definierten Stelle des Körpers behoben, bestrahlt, herausgeschnitten oder wie auch immer »repariert« werden müsse. Das ist klar und eindeutig und geht auch schneller, als würde man sich stets mit dem gesamten Organismus und vielleicht auch noch mit dem eigenen Seelenleben befassen. Die Psychosomatik und alternative Heilmethoden hingegen versuchen, diese Trennung zwischen Körper und Geist zu überwinden, und befassen sich in erster Linie mit deren Wechselwirkungen. So glauben sie, die Ursachen von gesundheitlichen Störungen ausfindig zu machen, um auch scheinbar rein körperliche Krankheiten nachhaltig heilen beziehungsweise ihr Auftreten verhindern zu können. Ein toller Gedanke, möchte man meinen, dennoch bleiben derartige Therapieansätze Sonderdisziplinen. Das Gros der Behandlungen findet nach wie vor in den Praxen der herkömmlichen Schulmediziner statt.

Trotz alledem ist die Entwicklung nicht mehr aufzuhalten, da immer mehr Ärzte die Notwendigkeit einer ganzheitlichen Behandlung erkennen und auf alternative, komplementäre Heilmethoden setzen: Neben »Klassikern« wie der Homöopathie, der Energie- und Informationsmedizin, der Traditionellen Chinesischen Medizin (TCM), den diversen Physiotherapieformen und dem Einsatz von altem Heilwissen geht man heutzutage auch immer öfter auf schamanische Reisen zu inneren Bildern der Heilung, setzen Krankenhäuser verstärkt Geistheiler ein, und Krankenschwestern legen ihre Hände auf. Sogenannte »Medical Intuitives« – »medizinisch Intuitive« (»mediale Beisitzer«) – wohnen klinischen Untersuchungen bei, Ärzte greifen vor der Therapie zum Pendel, und Schmerzen werden inzwischen völlig ohne Medikamente gelindert. Eine ganz neue Welt der Medizin eröffnet sich – wir müssen sie nur betreten.

Das Gesetz der Kausalität besagt, dass ein Ereignis nicht stattfindet, wenn bestimmte Ursachen oder Bedingungen nicht erfüllt sind, oder aber, dass es zu einer Wirkung kommen muss, wenn alle Umstände dafür gegeben sind. Wendet man dies nun in der Medizin auf die sogenannten Spontanheilungen an, hätte eine Heilung gar nicht stattfinden dürfen, weil die Bedingungen dafür ja nicht erkennbar waren. Dennoch geschehen Spontanheilungen. Und zwar in einem weit höheren Maße, als man bislang angenommen hatte. Entgegen einschlägigen Berichten, denen zufolge Spontanheilungen nur in einem von 100 000 Fällen eintreten, belegte eine sorgfältig durchgeführte Mammografiestudie[1] aus dem Jahr 2008 eine Spontanregressionsquote bei kleinen Tumoren von 22 Prozent. In anderen Worten: Wenn der Krebs noch nicht zu weit fortgeschritten ist, treten bei fast jeder vierten Patientin unerklärbare Heilungsprozesse ein!

Die Wissenschaft versucht, die Beschaffenheit von Dingen mithilfe von Messung und Mathematik zu ergründen, und stößt dadurch schon naturgemäß an ihre Grenzen. Unser Wissen nur auf Phänomene zu beschränken, die wissenschaftlich erklärbar sind, wäre unzureichend, da alle gelebte Erfahrung kategorisch ausgeschlossen würde. Wissen beruht aber auch auf symbolischen und subjektiven Erkenntnissen.
Wer sich nur auf das Messbare konzentriert, dem wird das Nichtmessbare immer entgehen.

Die meisten Schulmediziner fühlen sich durch eine steigende Anzahl von Homöopathen, Energiemedizinern, biophysikalischen Therapeuten und anderen alternativen Heilern bedroht oder nehmen sie nicht ernst. Umso heftiger ignorieren sie die Therapieansätze, die sich durch diese Disziplinen andeuten, und auch unerklärbare Heilungen werden nur als zufällige Ereignisse abgetan. Dabei wären doch gerade diese wunderbaren Phänomene eine Chance, sich weiteren Geheimnissen der Natur zu nähern und zu einem tieferen Verständnis von Heilung und letztlich auch zu einer moderneren Medizin zu gelangen. Leider aber wird noch zu oft allein den offiziellen Wahrheiten die Treue geschworen und keine Ausnahme von der Regel akzeptiert – wo doch jede Ausnahme nur bestätigt, dass die Regel nicht vollständig zutrifft. So bleiben Heilphänomene weitestgehend unerforscht, und alternative Therapieformen werden als unwissenschaftlich und nicht erwiesen abgetan. Nur: Was ist mit den Spontanheilungen, die doch bewiesenermaßen stattfinden? Was ist mit so schwer erklärbaren körperlichen Wunderleistungen wie dem Überleben durch Lichtnahrung bei monatelangem Verzicht auf Wasser und Nahrung? Was ist mit der Fähigkeit, die Lebensenergie Chi durch Akupunktur im Körper entgegen allen Newton'schen Prinzipien ins Gleichgewicht zu bringen? Was ist mit Osteopathie, Reiki, Handauflegen, Magnetic Healing, Gebetsheilung – und, und, und …

… was ist mit den allein über 2000 Heilerfolgen der Aurachirurgie Gerhard Klügls?

Die medizinische Forschung schreitet immer weiter voran und bringt biochemische Neuerungen auf den Markt. Sie betrachtet den Menschen als Baukasten und zerlegt ihn in immer kleinere Teile, Ebenen und Subebenen. Dabei ist auf atomarer Ebene noch nicht einmal geklärt, ob es Materie wirklich gibt oder ob sie nicht nur eine Illusion aus hochdynamischen Teilchen ist, die als Energiewirbel auftreten. Diese Partikelwechselwirkungen lassen Energiestrukturen zum Aufbau von Materie entstehen und wieder zerfallen – alles befindet sich in einem kosmischen Tanz von Energie.
Warum soll es also nicht auch möglich sein, durch gezielte Heilenergie gesundes Gewebe und gar Organe wieder nachwachsen zu lassen?

Wenn Objekte aus fester Materie zu sein scheinen, sind sie alles andere als das. Der Anteil leeren Raumes in einem Atom liegt bei 99,999 Prozent, und alle sogenannte Materie erweist sich unter dem Elektronenmikroskop als diffuse Energiewolke. Entsprechend ist unser Körper nichts anderes als pure Energie in einer bestimmten Dichte und mit einer spezifischen Energiesignatur. Diese Signatur könnte verantwortlich sein für unser körperliches Wohlbefinden. Hunderte von wissenschaftlichen Studien haben in den letzten Jahrzehnten eindeutig belegt, dass energetische Signale eine tiefgreifende Wirkung auf unsere biologischen Regelsysteme haben.

Entgegen dem konventionellen chemisch-pharmakologischen Weltbild besteht damit die physikalische Wirklichkeit neben einem energetischen auch noch aus einem Informationsbereich, und beide stehen in ständiger Wechselwirkung zueinander – Information ist kodierte Energie, die vom Empfänger dechiffriert und damit genutzt werden kann. Die Entschlüsselung dieser Wechselwirkung bildet eines der Schwerpunktthemen moderner physikalischer Forschung. Wie bereits der Physiker Burkhard Heim in seinem Werk *Elementarstrukturen der Materie*[2] dargelegt hat, werden jeder energetische Fluss und jede physikalische Wechselwirkung von Informationen gesteuert. Dies zeigt sich bereits in der Homöopathie: Man verabreicht dem Kranken nach dem Ähnlichkeitsprinzip ein Mittel, in dem die Ausgangssubstanz so sehr verdünnt (potenziert) ist, dass nicht ein einziges Molekül seiner Zusammensetzung mehr übrig geblieben ist, und dennoch erhält der Körper Informationen, die der zugrunde liegenden Krankheit so ähnlich sind, dass das Immunsystem alarmiert und eine Heilreaktion eingeleitet wird.

> Informationen müssen zwar gewisse Reizschwellen überwinden, um bewusst wahrgenommen zu werden, jedoch nicht, um zu wirken.
> **Die Kraft des Geistes ist nicht weniger wirksam als Chemikalien und Skalpelle.**

Bereits 1974 zeigte der Biophysiker Colin McClare von der Universität Oxford in einer Studie[3] auf, dass Signalmechanismen aus dem elektromagnetischen Spektrum Informationen in biologischen Systemen hundertfach effizienter und schneller übertragen, als dies bei chemischen Signalen der Fall ist. Freilich, vom gewohnten mechanistischen Denken aus ist die Bedeutung von Energieheilung für unsere Gesundheit schwer zu verstehen, obwohl ja auch die Schulmedizin Techniken wie die Computer- oder Magnetresonanztomografie einsetzt, die allein auf der Messung von Spektralenergien basieren.

Die moderne Energie- und Quantenmedizin geht davon aus, dass Materie und Energie zusammenhängen und der physische Körper vom energetischen Geist beeinflusst werden kann. Geistesenergie in Form von Gedanken, Überzeugungen und Mustern steuert demzufolge körpereigene Prozesse über das Gehirn. Jeder emotionale Ausbruch, Stress, Ängste, Wut oder Depression führen zu einem gestörten Energiehaushalt im Körper und fordern ihm Extremreaktionen ab. Hormone und Botenstoffe, die eng mit Konfliktsituationen und den Reaktionen Kampf und Flucht verbunden sind, werden ausgeschüttet, was die Proteinproduktion der Zellen aktivieren oder hemmen sowie einen Um- beziehungsweise Abbau von Gewebe bewirken kann. Der Code des Lebens ist also durchaus nicht nur von unserer DNA vorherbestimmt, sondern ein Energiemuster, das sich in Abhängigkeit von Emotionen an- und abschaltet.

Harold Saxton Burr, seinerzeit Professor für Neuroanatomie an der Yale University School of Medicine in New Haven, wies in den 1920er- und 1930er-Jahren bereits auf die Existenz von Lebensenergiefeldern hin. Diese Felder kämen bei allen Lebewesen vor und hätten Einfluss auf das Wachstum und den Zerfall von Zellen und Organismen. Burr legte sogar Forschungsergebnisse darüber vor, dass die Ladung der elektrischen Felder variiert, von denen wir umgeben sind. Sie scheint mit Licht, Mondphasen, psychischem Befinden oder mit Krankheit korreliert zu sein.

Heilung ist nach den neuesten Erkenntnissen niemals nur die Genesung auf rein körperlicher Ebene, sondern immer ein ganzheitlicher Prozess, der den gesamten Menschen mit allen physischen, emotionalen und geistigen Bezügen einbezieht. Doch wie »funktioniert« Heilung? Ist es eine innere Wandlung, eine klare Botschaft der Seele? Entscheidet sie am Ende darüber, was im Körper vor sich geht? Gibt es seelische Heilungskräfte, die in Visionen und Träumen als Bilder entstehen? Und wenn ja, könnte man diese Bilder zum Rezept machen? Möglicherweise lässt sich ja das Bewusstsein ähnlich wie bei der Hypnosetherapie als Heilquelle nutzen: Was in Trance vor dem inneren Auge erscheint, wird in derselben Region des Gehirns abgebildet wie eine reale Wahrnehmung der Außenwelt. Über Heilrituale treten so verborgene Muster mit dem Unterbewusstsein in Resonanz und vermitteln ein Gefühl neuer Ordnung.

Vielleicht ist Heilung aber auch schlicht und einfach eine Frage der Imagination. Studien belegen, dass allein die Visualisierung von Abwehrmechanismen gegen eine Krebserkrankung tatsächlich das Immunsystem anregt. Die »innere Haltung« und Konzentration aller Energien auf ein Ziel scheinen demnach für den Heilungsprozess eine wichtige Rolle zu spielen. Manche Patienten aktivieren schlicht ihren Überlebenswillen, um die Krankheit mit unerschütterlicher Zuversicht zu besiegen. Andere verstehen ihre Erkrankung als Prüfung und setzen auf eine intensive Nähe zu Gott. Und wiederum andere sehen in ihrem Schicksal den Hinweis auf tiefer liegende Ursachen und suchen Heilung durch Spiritualität. Nach heutigem Wissen sind derlei Heilimpulse keineswegs selten, und es liegt die Vermutung nahe, dass die Möglichkeiten menschlichen Potenzials abseits der offiziellen Wege noch lange nicht ausgeschöpft sind und wir ungeahnte verborgene Fähigkeiten systematisch nutzen können.

Die alternative beziehungsweise Komplementärmedizin legte hierfür bereits den ersten Grundstein, wobei ihre Wirkungsweise zwar stets empirisch belegt, nach den überkommenen wissenschaftlichen Kriterien jedoch nie vollständig bewiesen werden konnte. Ähnlich wie das alte

Heilwissen liefert sie jenseits der körperlichen Ebene Erklärungsmodelle, welche die Medizin der Zukunft noch bestätigen und verfeinern wird – denn zweifellos verläuft Heilung auf unendlich komplexere Weise, als wir es uns derzeit vorstellen können.

Zu den landläufigen Fehleinschätzungen über den menschlichen Körper zählen vor allem die Annahmen,

- die einzelnen Organe führten ein von den übrigen Körperzellen getrenntes Eigendasein und könnten isoliert behandelt werden und
- unser Verhalten wie auch unsere Gesundheit würden von unseren Genen bestimmt.

Die Erkenntnisse der modernen Medizin eröffnen jedoch gänzlich neue Perspektiven:

- Mit jeder neuen Fähigkeit, jedem Erlernen entsteht im Gehirn ein neues neuronales Netzwerk. Und jeder Gedanke hinterlässt in der Hirnaktivität ein unverwechselbares Muster.
- Über Botenmoleküle wird jede Emotion in alle Teile des Körpers übermittelt und die chemische Grundaktivität jeder Zelle beeinflusst. Auch die Gene stimmen sich auf Gemütsveränderungen und Gedanken ein.

Quantenphysikalischen Erkenntnissen zufolge können wir die Welt nicht in unabhängige kleinste Masseteilchen zerlegen. Wenn wir tief in die Materie eindringen, zeigt sich die Natur als ein kompliziertes Gewebe von dynamischen Prozessen zwischen allen Teilen des Ganzen, die binnen einer Millionstelsekunde unvorstellbare Energiewolken miteinander aufbauen und Materie entstehen und zerfallen lassen. Entsprechend ist das gesamte Universum als dynamisches Gewebe von Beziehungen und Interaktionen zu verstehen. Das Bestreben vieler Wissenschaftler ist nun, diese Zusammenhänge in einer Weltformel, einer einheitlichen Feldtheorie zusammenzufassen. Auf der Grundlage jahrzehntelanger Forschungen spricht man inzwischen von einer zentral organisierten Urenergie, die den Menschen wie das gesamte Universum speist – eine gigantische Matrix, die alles miteinander verbindet. So gab der Quantenphysiker David Bohm[4] mit seiner Theorie der »impliziten Ordnung« einen wesentlichen Impuls in diese Richtung, nach der das Universum holografisch organisiert ist – jeder Teil enthält die komplette Information des Ganzen.

Der Buddhismus besagt, dass Festigkeit und Materie eine Täuschung sind und es sich in Wirklichkeit nur um eine augenblickliche Manifestation von Beziehungen auf kosmischer Ebene handelt.
Wir sind alle Teil eines zusammenhängenden Ganzen, einer alles versorgenden Urenergie.

Nicht zuletzt spielt dieses Konzept des holografischen Weltbilds auch eine wesentliche Rolle dabei, eines der größten Geheimnisse in der Genetik aufzuklären: Was steuert befruchtete Eizellen? Woher wissen sie, wie oft sie sich teilen und in welchen Zelltyp sie sich ausdifferenzieren müssen? Der englische Biologe Rupert Sheldrake[5] vertritt die Ansicht, dass dieser Vorgang von einem sogenannten morphischen oder morphogenetischen (gestaltgebenden)

Feld organisiert wird, das alle Informationen über unseren Organismus besitzt. Entsprechend wären in jeder Zelle energetische Repräsentationen unseres Körpers enthalten. Ein Beispiel für diese »anatomischen Holografien« ist die Fußreflexzonentherapie, die darauf beruht, dass spezielle Bereiche unserer Fußsohlen mit bestimmten Organen korrespondieren. Oder die Irisdiagnostik, bei der das menschliche Auge als Spiegel innerer Prozesse dient. Auch die TCM gründet sich letztlich auf eine Art holografischer Organisation des Körpers, wenn etwa gewisse Akupunkturpunkte repräsentativ für Körperteile und -organe stehen.

Wenn man also davon ausgeht, dass der Mensch nicht auf eine chemische Reaktion reduziert, sondern eine energetische Ladung ist, stellt jeder Organismus eine Energieeinheit in einem gigantischen kosmischen Energiefeld dar, das allem zugrunde liegt. In diesem Feld wären alle Informationen enthalten. Es wäre die Quelle höchster Intelligenz und eine Blaupause der Welt: Gedächtnis, Gehirn und Mega-Giga-Tera-Peta-Prozessor, der sämtliche Vorgänge des Universums steuert.

Einstein sagte einmal: »Das Feld ist unsere einzige Wirklichkeit.« Auch die amerikanische Wissenschaftsautorin Lynne McTaggart spricht in ihrem Buch *Das Nullpunkt-Feld*[6] davon, dass nicht Mikroben oder Gene, sondern eine Urenergie für unser Schicksal und insbesondere für unsere Gesundheit oder Erkrankung verantwortlich ist.

Gelingt es einem Heiler, die gewaltige Kraft dieses Urfelds gewissermaßen »anzuzapfen«, ist Krankheit in der Regel

kein unüberwindliches Hindernis mehr – ihm stehen dann die nötigen Informationen zur Verfügung, um Heilung abzurufen!

Der Schweizer Psychiater C.G. Jung[7] ging davon aus, dass wir ein unbegrenztes Reservoir an Informationen anzapfen können, das er »kollektives Unbewusstes« nannte. Wie auch Sheldrake meinte er damit Informationen, die nicht aus unserem gegenwärtigen Befinden in Raum und Zeit stammen. In anderen Worten: Der Mensch wird – wie alle anderen Organismen – durch eine Vielzahl von Feldern bestimmt, die durch ein kumulatives Gedächtnis mit gleichen Systemen aller Kulturen und Zeiten verbunden sind. Diese »morphische Resonanz« ist insbesondere für die selbstorganisierenden Eigenschaften biologischer Systeme verantwortlich, wenn beispielsweise Lernmuster und Erfahrungen über epigenetische Effekte gespeichert und an Nachkommen weitergegeben werden. Japanische Forscher stellen in diesem Zusammenhang die Vermutung auf, dass alles, was wir für Erinnerungen halten, Signale aus dem Urfeld sind und dass sämtliche kognitiven Prozesse auf einer Wechselwirkung mit diesem Feld basieren. Demnach sind Intuition oder Kreativität auftretende Resonanzen mit einem »kollektiven Unbewussten«, ebenso wie paranormale Fähigkeiten, Hellsichtigkeit, Telepathie oder eben auch die Geistheilung in der menschlichen Aura.

Bei dem Versuch, die materielle mit der unsichtbaren, energetischen Welt in Verbindung zu bringen, wird zur Erklärung paranormaler Phänomene häufig die quantenmechanische Verschränkung hinzugezogen. In ihr sehen viele Wissenschaftler eine Art »Telepathie auf Quantenebene« – Teilchen »wissen« auf geheimnisvolle Weise voneinander und kommunizieren in einem »universellen Dialog«.

Tatsächlich besagen wissenschaftliche Theorien, dass durch den Urknall alles miteinander verschränkt wurde und es währenddessen zu dauerhaften Verbindungen zwischen einzelnen Elementarteilchen gekommen ist. Allerdings konnten in quantenphysikalischen Experimenten bisher nur Verschränkungszustände über Bruchteile von Sekunden aufrechterhalten werden, und es fehlt noch an technischen Möglichkeiten, auch komplexe Vorgänge möglicher Verschränkungen nachzuvollziehen – wie beispielsweise bei der Gedankenübertragung oder der Beeinflussung von Materie. Dennoch geht man davon aus, dass Verschränkung etwas Ewiges sein kann und Teilchen zeitlich unbegrenzt »Urknall-verschränkt« bleiben. Mit diesem Prinzip der Verschränkung erklärt man sich die räumlich und zeitlich unabhängige Vernetzung aller Dinge und deren permanenten Informationsaustausch.

Einer der Lehrsätze der Quantenphysik, die unser Weltbild nach Newton entscheidend auf den Kopf gestellt hat, ist das Prinzip der Verschränkung. Albert Einstein hat sie seinerzeit als »spukhafte Fernwirkung« bezeichnet: Wenn zwei in Kontakt stehende subatomare Teilchen voneinander getrennt werden, reagieren sie weiterhin miteinander synchron, zeitgleich und unabhängig von ihrer Entfernung. Ändert sich etwa der Spin, der Drehimpuls, eines Teilchens, ändert sich unendlich schnell

und ohne zeitlichen Verzug (instantan) auch der des Zwillingsteilchens.
Die Kommunikation der Welt vollzieht sich nicht auf der sichtbaren Ebene Newtons, sondern im subatomaren Reich Werner Heisenbergs. Geistheilung wird jetzt wie Telepathie und Hellsichtigkeit erstmals nachvollziehbar.

Der promovierte Chemiker Dr. Klaus Volkamer[8] forscht seit vierzig Jahren im Grenzbereich von Bewusstsein und Materie. Er trug dabei maßgeblich zu einem erweiterten Weltbild in den Naturwissenschaften bei und vereint in einem revolutionären Ansatz die Relativitätstheorie mit der Quantenmechanik. Seinen Forschungen zufolge sind makroskopische Quantenfelder feinstoffliche Feldkörper, die laufend in Resonanz mit den Feldkörpern anderer Individuen treten und kollektive Bewusstseinsfelder aufbauen. Der Mensch bewegt sich dementsprechend tagtäglich in einer Vielzahl dieser Felder, die von anderen Menschen situativ auf die jeweilige Lebenssituation mitbestimmt werden: »Jede Zelle hat ein Feld, jedes Organ hat ein Feld, und alle Organe zusammen bilden ein kollektives Feld … der Mensch bildet mit seinem kollektiven Feld ein Familienkollektiv, ein Firmenkollektiv, ein Stadtkollektiv, ein Deutschlandkollektiv, ein Weltkollektiv – alle diese Bewusstseinsfelder sind multipel interaktiv, sie überlagern sich und beeinflussen einander und schaffen immer wieder neue Informationsstrukturen, die unaufhörlich im Wandel sind. Überdeutlich wird hier die Vernetztheit von allem, nichts ist isoliert oder starr definiert – die gesamte Natur ist fraktal-holistisch gegliedert.«

Die Quantentheorie legt uns nahe, das Universum nicht als Ansammlung von Objekten zu sehen, sondern als ein dynamisches Netz multipler physikalischer und geistiger Beziehungen zwischen den Teilen eines allumfassenden Ganzen. Teil dieser kosmischen Matrix ist der Mensch. Und wie das Universum besteht unser Körper möglicherweise aus Ebenen und Feldern, die miteinander in Wechselwirkung stehen und ebenso auch mit den Kollektivfeldern unserer Umgebung verbunden sind. In diesem Zusammenhang eröffnet die Epigenetik völlig neue Erkenntnisse für unser Verständnis von äußeren Einflüssen auf körpereigene Prozesse. Jüngste Forschungen haben ergeben, dass unsere Zellen nicht nur alle Informationen zu unserem Körper enthalten, sondern auch über unsere gesamte menschliche Existenz. Das heißt, neben dem kompletten »Schaltplan« des menschlichen Organismus inklusive sämtlicher Funktionen des Nerven-, Immun-, Verdauungs- und Atmungssystems sowie der Drüsen, Muskeln, des Kreislaufs und so weiter wären demzufolge auch zelluläre Erfahrungen und »Erinnerungen« darin angelegt. Dies wiederum würde Zellen zu intelligenten Wesen machen, die im Zusammenspiel über Zeit und Raum hinweg mit den Feldern auf Körperebene wie auch mit anderen Bewusstseinsfeldern permanent Informationen austauschen.

> Der amerikanische Biologe Dr. Bruce Lipton[9] hat festgestellt, dass Umwelteinflüsse auf die Zellteilung von enormer Bedeutung sind und als physische Erinnerung, was ein Organismus einmal erlebt hat, gespeichert werden.

Genau hier greift Gerhard Klügls Prinzip der karmischen Erinnerungen aus früheren Leben.

Wenn Elemente eines zusammenhängenden kollektiven Systems sich auf subatomarer Ebene koordinieren und kommunizieren, liegt der Gedanke nahe, dass Geistheiler und Klient während einer Behandlung in Resonanz gehen, sich miteinander »verschränken« und ein zusammenhängendes Kollektivfeld bilden.

Ein geeignetes Beispiel für das Entstehen eines solchen Kollektivfelds könnte die Hypnotherapie darstellen: Zwei Nervensysteme vernetzen sich zu einem – das des Therapeuten mit dem des Patienten. Auf diese Weise ist es Ersterem gewissermaßen als Teilorganismus des gemeinsamen Systems möglich, Blockaden und Störungen zu erfühlen und durch kaum wahrnehmbare Bewegungen im Mikrobereich Impulse an das Nervensystem seines Klienten zu übermitteln. Diese Informationen werden dann von dessen Nervensystem wie eigene angenommen und in selbstständige Prozesse umgesetzt.

Heisenbergs Unschärferelation besagt, dass Ort und Impuls eines Teilchens nie gleichzeitig genau gemessen werden können. Entweder man bestimmt seinen Ort oder seine Geschwindigkeit, die Natur des Partikels hängt immer von der Messung ab – mal erscheint es als ein auf kleinstem Raum begrenztes Teilchen, mal als Welle, die sich über weite Räume ausdehnt. Auf subatomarer Ebene besteht also ein Phänomen nicht in sich selbst, sondern nur in Wechselwirkung mit dem Beobachter. Erst durch unsere bewusste Beobachtung entscheidet sich,

als was sich Teilchen langfristig »niederlassen«. Erst dann wird subatomare Bewegungsenergie zu fester Materie – und umgekehrt.
Getreu dem Prinzip »Energie folgt der Aufmerksamkeit« überträgt auch Gerhard Klügl Heilinformationen und Heilenergie auf seine Klienten.

In ähnlicher Weise geht Heilung womöglich auch bei anderen Formen der Geistheilung vonstatten. Der Therapeut ist auf einer höheren geistigen Ebene mit dem Patienten verbunden und tauscht mit ihm feinstoffliche Informationen aus. Während dieses Dialogs kommt es schließlich auch zu intuitiven Bildern, Metaphern und Eingebungen, die dem Heiler über die aktuelle Situation des Patienten Auskunft geben oder Hinweise auf eine geeignete Behandlung liefern – Heilung entsteht also bereits tief im Bewusstsein des Heilers!

In unserer täglichen makroskopischen Welt sind verschränkte Beziehungen relativ unwichtig. Wir sprechen im Alltagsbewusstsein von separaten Objekten und haben Gesetze, die deren Verhalten exakt beschreiben. In kleineren Dimensionen hingegen wird der Einfluss nichtlokaler Beziehungen stärker. Forschungen der vergangenen Jahrzehnte haben gezeigt, dass diese Beziehungen instantan und unmittelbar sind. Teilchen existieren als Prozesse und die wiederum als Wahrscheinlichkeiten, die nicht von lokalen Ursachen bestimmt werden, sondern durch ihre nichtlokalen, verschränkten Beziehungen zum Ganzen.

So haben sich die festen Größen der klassischen Physik in wellenartige Wahrscheinlichkeitsbilder aufgelöst.

Nichts ist zeitlich oder räumlich starr, Tendenzen bestimmen die Welt der Quantenphysik, wie schon der Physiker Hans-Peter Dürr am Beispiel seines Chaospendels – eines Pendels an einem Pendel an einem Pendel – aufzeigt: Gibt man nur einen kleinen Schubs, nimmt das Ganze seinen Lauf. Körperliche Vorgänge auf Zellebene könnten in ähnlicher Weise vielleicht nur eines gezielten Impulses bedürfen, um den aktuellen Zustand zu ändern. Und spinnt man den Gedanken weiter, könnte gerade diese Wandlungsfähigkeit subatomarer Teilchen zu körperlichen Manifestationen von Heilenergie führen: Ein kleiner feinstofflicher »Schubs« genügt dann bereits, um ausreichend energetische Information zu übermitteln, dass Geschwüre sich auflösen oder neues Gewebe nachwächst.

Bringt man die Forschungsergebnisse der Quantenphysik und der Epigenetik mit der Feldkörpertheorie von Klaus Volkamer zusammen, ergibt sich folgender Erklärungsansatz für Geistheilung:
»In einem System, in dem sich das Kollektivfeld von Individuen auf die Möglichkeit konzentriert, dass Heilung entsteht, könnte aus dieser Möglichkeit tatsächlich Wirklichkeit werden, wenn die gemeinsame Energie und Aufmerksamkeit darauf gerichtet ist. Solange ein kollektives Bewusstsein besteht, wird die erzeugte Realität automatisch als objektiv wahrgenommen und erlebt werden – wobei diese sogenannte objektive Realität nichts anderes als die subjektive Realität von zweien oder mehreren ist.«[10]

In der Welt des Alltags scheint das Bewusstsein keinen Einfluss auf die Materie zu haben. Was aber passiert »in Wirklichkeit« hinter dem Sichtbaren und Erklärbaren?

Der amerikanische Bewusstseinsforscher Stuart Hameroff und der britische Mathematiker Roger Penrose[11] haben in den 1990er-Jahren auf der Suche nach einer »physikalischen Heimat für das Bewusstsein« eine Theorie entwickelt, wonach subtile neuronale Prozesse im Grenzbereich zwischen klassischer Physik und Quantenmechanik unser Bewusstsein bestimmen: Über Sinneseindrücke werden Informationen im Gehirn aufgenommen und in einen chemischen Code umgewandelt, der körpereigene Prozesse in Gang setzt. Die Erschaffung der Realität geschieht dabei allein im Kopf, denn für das Gehirn besteht keinerlei Unterschied zwischen Vorstellung und tatsächlichem Geschehen. Magnetresonanztomografiemessungen haben gezeigt, dass die Schmerzzentren im Gehirn völlig unabhängig von physischer Einwirkung aktiv werden können. Bei manchen Menschen genügt allein schon die Erwartung, um Schmerz auszulösen. Mitverantwortlich für dieses Phänomen könnten die Spiegelneuronen sein – Nervenzellen, die im Gehirn während der Wahrnehmung eines Vorgangs die gleichen Reize auslösen, als wenn dieser Vorgang selbst aktiv durchgeführt worden wäre. Wir alle kennen das: Jemand gähnt, und wir gähnen mit. Jemand lächelt uns an, und wir lächeln automatisch zurück. Und höchstwahrscheinlich bildet diese Fähigkeit sogar das Fundament des Mitgefühls. Sie ermöglicht uns, spontan die Absichten unserer Mitmenschen zu lesen und uns in andere hineinzuversetzen.

Dieses Resonanzsystem im Gehirn findet auch eine gezielte Anwendung: Im sogenannten »Nachmachereffekt« wird die Spiegelzellaktivität beispielsweise zur Anregung der bewegungssteuernden Hirnareale in der Rehabilitation von Schlaganfallpatienten eingesetzt. Sie erlangen mit Kurzfilmen der neu zu erlernenden Bewegungen ihre Beweglichkeit weit schneller wieder zurück als ohne.

Die sogenannte subjektive Wahrnehmung spielt also für die Heilung, aber auch für die Entstehung von Krankheit eine große Rolle. Nehmen wir nur das Beispiel der Magersucht. Mögen die Symptome auch selbst hervorgebracht sein, sind sie dennoch real. Der Physiker und Psychologe Günter Haffelder vom Institut für Kommunikation und Gehirnforschung in Stuttgart sagte hierzu in einem Interview ganz treffend:
»Für uns gibt es keine Placebos oder Nocebos, denn das eine wie das andere ist eine gegebene Information, die das Gehirn wahrnimmt und auf die es reagiert.«

Unser Gehirn und unsere Sinnesorgane schränken unsere Wahrnehmung ein. So gehen dem Menschen im Vergleich zu manchen Tierarten, die beispielsweise im ultravioletten Bereich sehen oder seismische Schwingungen wahrnehmen können, entscheidende Informationen der Welt verloren. Ein weiteres Problem liegt in der Anatomie des Gehirns: Während Haffelder zufolge die rechte, unterbewusste Gehirnhälfte bis zu 64 Milliarden Bits an Informationen pro Sekunde gleichzeitig aufnehmen kann, bringt die linke Hemisphäre nur 22 000 Bits pro Sekunde zu Bewusstsein. Diese Reduktion der Datenmenge bei der bewussten Verarbeitung der Informationen ist ein höchst begrenzender Faktor, zumal unsere linke Gehirnhälfte die rechte dominiert. Viele Menschen versuchen deshalb, diese Filter auf ihrer Suche nach Bewusstseinserweiterung mit Drogen, atem- und bewusstseinserweiternden Techniken wie Trance und Hypnose außer Kraft zu setzen, um an die Vielfalt der vorhandenen unterbewussten Information zu kommen. Auch durch Meditation scheint sich unsere Wahrnehmung zu weiten. Untersuchungen des Moskauer Staatsinstituts für Hirnforschung haben ergeben, dass im Zustand der Meditation größere Bereiche der Hirnrinde an der Verarbeitung von Informationen beteiligt sind und sich auch die funktionellen Aktivitäten zwischen linker und rechter Hirnhälfte verbessern.

Autistische »Savants« (»Inselbegabte«) sind in diesem Zusammenhang der beste Beleg dafür, dass der Zugang zu Information durch eine gesteigerte Wahrnehmungsfähigkeit und nicht durch bewusste Konzentration erlangt werden kann. Immer wieder hört man von Wunderkindern, die die Quadratwurzeln von Zahlen so schnell wie Taschenrechner ermitteln, Tausende Bücher vorwärts und rückwärts auswendig können oder Beethoven nachspielen, ohne je auch nur eine einzige Klavierstunde gehabt zu haben. Wodurch ist eine solche Begabung zu erklären? Niemand kann das mit absoluter Gewissheit sagen, allerdings geht man davon aus, dass bei Autisten, bei denen das Savant-Syndrom übrigens hundertmal öfter vorkommt als bei gesunden Menschen, eine veränderte Dominanz beider Hirnhälften ursächlich ist. Das Autism

Research Institute in San Diego hat Studien von über 50 000 autistischen Menschen ausgewertet und stellte eine grundsätzliche Dysfunktionalität der linken Gehirnhälfte sowie eine erhöhte Aktivität des limbischen Systems fest. Analytische, logikkonzentrierte Fähigkeiten waren damit eingeschränkt, wohingegen die kreativen, intuitiven Prozesse eine »ungefilterte« Wahrnehmung der Welt durch Bildersehen ermöglichten. Bei dieser autistischen Verlagerung tritt – wie übrigens beim Träumen auch – die Dominanz des Neokortex zurück, Informationen werden nicht mehr selektiert und bewertet, sondern in einer überwältigenden Bilderfülle instantan wahrgenommen. Der Vorteil könnte sein, dass Dinge dabei in ihrer Urgestalt abgebildet und nicht durch unsere Raster und Schablonen verfremdet werden. Autistisch veranlagte Menschen sehen damit vielleicht weit mehr als wir, die wir es gewohnt sind, abstrakt zu denken und nur das zu sehen, was wir erwarten.

Traum, geistige Formen der inneren Versenkung wie Meditation und der Geisteszustand autistischer Savants sind Bewusstseinszustände, die offensichtlich außergewöhnliche Fähigkeiten fördern können. Dabei zeigt sich regelmäßig eine Verlagerung der Hirnaktivität weg von der Großhirnrinde hin zum limbischen System.

Viele Wissenschaftsmediziner gehen davon aus, dass der Hippocampus als Teil des limbischen Systems die Schnittstelle zu kollektiven feinstofflichen Informationen aus einem holografischen Bewusstseinsfeld ist. Hier werden

auch von der Aurachirurgie Informationen über den Klienten abgerufen.

Die Neurowissenschaftlerin Diane Powell[12] spricht davon, dass das Universum multidimensional unzählige Seinsebenen umfasst, die miteinander vernetzt sind, und dass wir im normalen Bewusstseinszustand diese Vernetzung nicht wahrnehmen. Die innere, psychische Welt sei dabei komplett von der Außenwelt getrennt. Im Zustand erweiterten Bewusstseins allerdings würden innere und äußere Welt wie bei einem Möbiusband ineinander übergehen und in einem dynamischen Prozess in Resonanz miteinander treten. So kann das Gehirn auch Informationen registrieren und verarbeiten, die sich mitunter weit entfernt entlang des Realitätsspektrums befinden, und wir könnten dann die Welt gemäß dieser neuen Wirklichkeit entsprechend gestalten.

Eines der spektakulärsten Forschungsergebnisse kommt dabei von William Braud, früher Psychologe an der Mind Science Foundation in San Antonio, Texas. Braud und sein Forscherteam führten komplizierte In-vitro-Experimente durch und veröffentlichten eine Studie, wonach Zellkulturen im Reagenzglas durch gedankliche Einflussnahme in ihrem physiologischen Zerfall beeinflusst werden konnten.[13] Brauds Messungen hatten unter anderem ergeben, dass die linke Gehirnhälfte der beteiligten Testpersonen zum Zeitpunkt der Beeinflussung signifikant ruhiger wurde, während die rechte ungleich aktiv war – ein klarer Hinweis auf eine intuitive unterbewusste Informationsverarbeitung höherer Ordnung, wie sie auch von Haffelder festgestellt wurde. Haffelder hat die Hirnströme von Geistheilern während einer Behandlung gemessen und dabei extreme Auslenkungen in den Deltafrequenzen festgestellt, und zwar sowohl bei Heiler als auch bei Klient. Nach neurowissenschaftlichen Erkenntnissen haben Deltafrequenzen einen direkten Einfluss auf den Hypothalamus und die Amygdala und steuern auf körperlicher Ebene unsere Drüsen, Hormone und die Regeneration von Zellen. Man bezeichnet den Deltabereich daher auch gern als »sechsten Sinn«, da auf dieser Frequenz vermutlich alle intuitiven Fähigkeiten reguliert werden.

Der Ursprung von Vorgängen liegt immer im menschlichen Bewusstsein.
Bewusstseinserweiterung ist die Grundvoraussetzung jeder Geistheilung.

Die Erfolge moderner Geistheilung belegen zweifellos, dass jenseits des klassischen schulmedizinischen Wissens Heilmethoden existieren, die tiefer und umfassender sind, als wir dies zurzeit verstandesmäßig nachvollziehen können – und möglicherweise werden sie auch nie vollständig erklärt werden können.

Alles deutet jedoch darauf hin, dass dabei komplexe grob- und feinstoffliche Prozesse auf unterschiedlichsten Steuerungsebenen – wie Psyche, Geist, Bewusstsein und Karma – über kollektive Informationsfelder miteinander reagieren und bis auf die körperliche Ebene wirken. Wie gezeigt wer-

den sollte, lassen Erkenntnisse aus den unterschiedlichsten Wissenschaftsbereichen vermuten, dass Geistheiler die Effekte verschiedener universeller Prinzipien kanalisieren: Sie gelangen durch eine gesteigerte Wahrnehmungsfähigkeit an Informationen, die aus einem alles verbindenden Urfeld stammen könnten, und bauen mit dem Kranken kollektive Bewusstseinsfelder auf. Über den Austausch von feinstofflichen Informationen und das Senden von Energien bewirken sie in dessen Bewusstsein mentale Zustände, die sich auf Quantenebene im Gehirn abspielen und über Spiegelneuroneneffekte Heilungsprozesse im Körper auslösen – bis hin zur Entstehung neuen Gewebes.

Angesichts derartiger, im sprichwörtlichen Sinne wunderbarer Heilmethoden wird deutlich, welch beschränkten Ausschnitt der Wirklichkeit wir tatsächlich wahrnehmen. Im Versuch, das Mysterium des Lebens zu ergründen, schlug der Mensch die unterschiedlichsten Wege ein. Ob den Weg der Wissenschaft oder den der Religion, den der Philosophie oder den der Mystik, ob als Arzt oder als Geistheiler: Alle Wege führen zu Erkenntnissen, die jeweils in ihrem Rahmen nützlich und anwendbar sind. Sie alle irgendwann einmal zu einem Gesamtbild zusammenzufassen und auch die Aurachirurgie als eine »ganz normale« Therapiealternative im »Medizin-Mix« zu betrachten scheint aus heutiger Sicht noch in weiter Zukunft zu liegen, und doch dürfte Geistheilung mit ihren ungeahnten Möglichkeiten einen immer breiteren Zuspruch in der Bevölkerung finden.

Denn vielleicht sind es ja gerade der Hauch des

Geheimnisvollen und dessen versteckte Magie, die genau dort zu wirken beginnen, wo alle konventionellen Therapien versagen: im Bewusstsein und in der Seele des Patienten!

> »Wir müssen uns wohl von dem naiven Realismus, nach dem die Welt an sich existiert, ohne unser Zutun und unabhängig von unserer Beobachtung, irgendwann verabschieden.«
>
> *Anton Zeilinger*

Ein Weltenmensch wie du und ich

Gerhard Klügls Lebensweg und seine Entwicklung zum Geistheiler

Wenn man viel von jemandem gehört und gelesen hat, ihn aber noch nicht persönlich kennt, macht man sich doch trotzdem immer schon ungewollt ein Bild von der Person. Das war bei mir, Tom Fritze, nicht anders. Bevor ich Gerhard Klügl persönlich kennenlernte, hatte ich bereits eine ziemlich klare Vorstellung davon, wie so ein Aura-Geistheiler wohl sein mochte. Inspiriert von früheren Begegnungen mit Heilern und Medien, die allesamt eine »Aura des Fantastischen« um sich schufen, die ihnen wohl erlaubte, ihre Arbeit mit einem gewissen menschlichen »Sicherheitsabstand« zu verrichten, war mein Bild von Gerhard Klügl das eines über den Dingen stehenden, in anderen Sphären schwebenden Doktor Allwissend. Die zahlreichen Berichte in den Medien über seine wundersamen Heilerfolge taten hier noch ihr Übriges: Würden solche Menschen am Ende tatsächlich binnen Bruchteilen von Sekunden in der Lage sein, auf den Grund der eigenen Seele zu blicken und Schicksal darin erkennen? – Alles in allem ein recht unheimlicher Gedanke, der einem Unbehagen bereiten kann.

Dass Außergewöhnliches aber nicht immer gleich »außerirdisch« sein muss, wurde mir schnell bewusst, als ich Gerhard Klügl das erste Mal auf einem Aurachirurgieseminar in München »live« erlebte – gänzlich ohne Starkult, »wie du und ich« erschien er auf der Bühne, mit gelbem Pullunder und einem Heilerwitz auf den Lippen, darüber, dass man sich als Therapeut anstrengen könne, so viel man wolle, und es trotzdem nichts helfe, wenn der Patient sich innerlich einer Heilung verweigerte; wie ein netter Nachbar am Sonntagnachmittag beim Gartenplausch gab er dazu in gesellig-charmantem Niederbayrisch folgende Anekdote zum Besten:

> Kommt Jesus im Krankenhaus zu drei Männern in der Notaufnahme. Der erste hält sich vor Schmerzen den rechten Arm, der zweite das linke Bein, und der dritte sitzt völlig verkrümmt auf seinem Stuhl.
>
> Fragt Jesus den ersten Mann: »Was fehlt dir denn, mein Sohn?«, woraufhin der antwortet, er habe sich den Arm gebrochen und fürchterliche Schmerzen. »So werde ich dich heilen«, erwidert Jesus, streicht ihm über den Arm, und der Mann ist geheilt.
>
> Dann fragt Jesus den zweiten Mann, und der erzählt, er habe sich das Bein gebrochen. »So werde ich dich heilen«, sagt Jesus wieder, streicht dem Kranken übers Bein und heilt ihn.
>
> Fragt Jesus nun den dritten Mann: »Und was fehlt dir, mein Sohn?«, woraufhin der panisch wegrutscht und ihn mit bösen Augen anfunkelt: »Ich hab's mit den Bandscheiben. Aber rühr mich bloß nicht an – ich bin noch sechs Wochen krankgeschrieben!«

Während sich die anderen Seminarteilnehmer – meist Ärzte und Heilpraktiker – köstlich über diesen Witz amüsierten und mitunter zustimmend nickten, weil sich die Pointe scheinbar auch mit ihren eigenen Erfahrungen deckte, fragte ich mich zugegebenermaßen irritiert, wie sich ein Witze erzählender Geistheiler wohl mit meinen Erwartungen decken könnte. Ich sollte darauf allerdings während des gesamten Seminars keinerlei befriedigenden Hinweis erhalten, ganz einfach deshalb, weil die einzig mögliche Antwort nur lauten konnte: gar nicht!

Schon im anschließend stattfindenden Gespräch zu einem ersten Kennenlernen, in dem mir Gerhard Klügl in gleicher Weise unprätentiös und natürlich begegnete, wusste ich, dass ich sämtliche alten »Vorurteile« und Erwartungshaltungen über Bord werfen musste, wenn ich ein objektives und zutreffendes Porträt über ihn schreiben wollte.

Was ich damals hingegen noch nicht wissen konnte: Ich sollte auch alle anfängliche Skepsis gegenüber der Aurachirurgie verlieren, und zwar nicht allein nur aufgrund der Erkenntnisse, die ich später durch meine Recherchen und zahlreiche Interviews von Kranken, Ärzten und Wissenschaftlern gewinnen würde, sondern auch dank der beeindruckenden Menschlichkeit und Bescheidenheit, mit der Gerhard Klügl seine großartigen Dienste leistet. Ich habe ihn in all den gemeinsamen Monaten, die hinter uns liegen, als einen Menschen kennengelernt, der kein großes Aufheben um sich oder seine Leistungen macht. In den aurachirurgischen Behandlungen, denen ich beiwohnte, ging er seiner Berufung mit großer Freude und persönlichem Engagement nach – oft viele Stunden am Tag, ohne zu ermüden. Und auch bei der gemeinsamen Arbeit am Buch war er stets heiter und positiv. Mit ihm ging alles irgendwie spielerisch von der Hand, und ich erinnere mich an kein Treffen und kaum eine E-Mail oder ein Telefonat, bei dem er am Ende nicht noch eine nette kleine Anekdote zum Besten gab.

Wie so manches andere Talent, das Gerhard Klügl besitzt, ist es mir bis heute auch ein absolutes Rätsel, wie jemand so viele Witze behalten kann.

Es war eigentlich ein ganz normales Leben, das Gerhard Klügl, geboren in Treuchtlingen, 42 Jahre lang führte. Er hatte eine normale Kindheit gehabt, die Schule mit einem ordentlichen Abschluss absolviert und führte ein Leben wie jeder andere auch. Er war verheiratet, hatte Hobbys, die er pflegte, und Freunde, mit denen er in den Urlaub fuhr. Beruflich war Klügl als Beamter beim Deutschen Patentamt in München tätig, bis er sich 1972 als Patent- und Markenrechercheur mit einem eigenen Büro in Landshut selbstständig machte. Die Geschäfte gingen gut, die Arbeit machte Freude, und er war rundum zufrieden mit seinem Leben; alles hätte normal weitergehen können – eigentlich …

Die große Wende im Leben von Gerhard Klügl ereignete sich in einem ersten kleinen Schritt, als er mit seiner Frau ein neues Haus bezog und sie urplötzlich von heftigen, unerklärlichen Asthmaanfällen heimgesucht wurde – was umso mysteriöser war, da Husten und Atemnot Frau Klügl immer nur dann plagten, wenn sie sich daheim im Schlafzimmer aufhielt. Klügl ging der Angelegenheit nach Art und Weise eines guten Patentrechercheurs im wahrsten Sinne des Wortes auf den Grund und fand die Ursache heraus: Alles deutete darauf hin, dass der alte Teppich am Asthma seiner Frau schuld war. Klügl verlegte also einen PVC-Boden, und die Asthmabeschwerden seiner Frau hörten umgehend auf. Sein Interesse für gesundes Bauen und moderne Bautechniken hingegen war geweckt, und so begann er 1984 mehr als Hobby aus reinem Interesse ein Baubiologiestudium.

Dieses Studium brachte ihn auf neue Ideen und in Kontakt mit Menschen, die im Bereich der Alternativheilkunde tätig waren. Er nahm dadurch spaßeshalber ein- bis zweimal pro Woche an Hausuntersuchungen teil, um Wasseradern aufzuspüren, die für diverse gesundheitliche Störungen verantwortlich gemacht wurden. Und obwohl er bis zu jenem Zeitpunkt kaum an derlei Phänomene glaubte, wurde seine Neugier doch immer mehr zur Passion: Mit großem Engagement setzte er sich mit dem Thema »Strahlenwirkung« auseinander und entwickelte bald sogar selbst eine hohe Strahlenfühligkeit. Doch auch mit Pendel und Rute zeigte sich schon früh seine Begabung, denn er hatte beachtliche Erfolge als Radiästhesist, was ihm direkt den Weg für eine Ausbildung zum Geobiologen wies. Gerhard Klügl widmete sich fortan den Wechselwirkungen zwischen den Lebewesen und nichtbelebter Materie, der Evolution von Organismen und deren komplexen Interaktionen mit der Umwelt. Hier kamen ihm die Geschicke abermals zu Hilfe, war doch der Vater seines Dozenten ebenfalls am Patentamt beschäftigt gewesen. Mit großem persönlichem Engagement führte ihn der Professor in die moderne Umweltmedizin mit allen wichtigen physikalischen und geologischen Aspekten ein – Klügls neues Leben nahm immer mehr Kontur an.

Die Astrologie gehörte anfangs zu den Themen, die Klügl nicht wirklich ernst genommen hatte. Doch auf einem Kongress mit Thorwald Dethlefsen, der im Jahr 1987 stattfand, wurde er neugierig. Die Themen und Inhalte, die der bekannte Autor in seinen Vorträgen behandelte, faszinierten Klügl, denn sie waren so unendlich viel spannender als seine eigene tägliche Rechercheroutine im Patentamt. Alsbald wandte er sich daher an Nicolaus Klein, einen freiberuflichen Mitarbeiter von Dethlefsen am Privatinstitut für außerordentliche Psychologie in München. Klügl ließ sich von ihm ein persönliches Horoskop erstellen und war sofort begeistert von dessen Exaktheit und psychologischer Deutung. Spontan nahm er an diversen Astrologiekursen teil, und so dauerte es nicht lange, bis Klügl selbst Sternenkonstellationen für Freunde und Bekannte errechnete. Gleichzeitig aber beschäftigte er sich auch mit der Resonanz der Planetentöne in der Astrologie, wonach jeder der zwölf Halbtonschritte einer Oktave einem bestimmten Sternbild entspricht. Die Einbindung des Menschen ins Universum und die Feststellung, wie ein Mensch »klingt«, in welcher Tonart er schwingt und ob er Disharmonien aufweist, waren für Gerhard Klügl aufregende neue Seinsaspekte, und er widmete sich seinem neuen Hobby mit der ganzen Kraft einer Berufung. Ohne es zu wissen, war er damit schon längst auf dem Weg zu einer neuen Lebensaufgabe.

Im Jahr 1988 besuchte Klügl ein Seminar des englischen Heilers Tom Johanson. Ein weiteres Mal begegnete er dem Ganzen mit einer Mischung aus Skepsis und Neugier. Am zweiten Tag der Veranstaltung bat Johanson diejenigen Teilnehmer, die ihre Arme nicht über den Kopf heben konnten, aufzustehen, während die anderen um Heilenergie bitten sollten. Klügl, der keine Probleme mit seinen Armen hatte, tat wie ihm geheißen und bat um Heilenergie. Und schon spürte er unmittelbar darauf, wie seine Hände warm und wärmer wurden – und bald sogar so heiß, als hielte er darin eine glühende Münze. Schließlich legte er einem stehenden Gruppennachbarn die Hände auf, woraufhin dieser nach einer Weile seine Arme wieder problemlos über den Kopf heben konnte.

Klügl war beeindruckt, tat aber den Vorgang dennoch als typischen Placeboeffekt ab – bis er nach seiner Rückkehr zwei Tage später aus reinem Übermut einer an Grippe erkrankten Mitarbeiterin des Patentamts vorschlug, sie mit den Händen zu heilen. Prompt sagte sie Ja. Klügl bat also um Heilenergie, wie er es zuvor auf dem Seminar getan hatte, und hielt ihr die Hände vors Gesicht. Nach ein paar Minuten nahm er sie weg und wartete, ob seine Behandlung Wirkung zeigte – leider vergebens. So verabschiedeten sie sich, und erst Stunden später erhielt Klügl einen Anruf von der Frau, die ihm mitteilte, kurz nach der Behandlung habe sie plötzlich ein stark gerötetes Gesicht bekommen, und ihre Nase habe zu laufen begonnen, ihre Grippe sei sogar noch schlimmer geworden. Allerdings seien diese Symptome ebenso schnell, wie sie gekommen waren, mit einem Schlag auch wieder verschwunden, ihre Erkältung inbegriffen. Überglücklich dankte sie Klügl für ihre Genesung, und er blickte mit einer stillen inneren Freude auf seine Hände. Es war also offensichtlich kein Placeboeffekt gewesen, er konnte mit den Händen gezielt Heilenergie übertragen.

Zu seinem fünfzigsten Geburtstag reiste Klügl 1996 auf die Philippinen, um dort schamanischen Wunderbehandlungen beizuwohnen. Allerdings geriet er auf seiner Suche nach einheimischen Wunderheilern plötzlich mitten in die Slums von Manila, zu einer alten Frau, von der er nicht etwa als Zeuge einer Geistheilung eingeladen worden war, sondern um selbst als Heiler in Aktion zu treten – aufgrund eines Missverständnisses. Schnell stellte sich heraus, dass die Frau sich kaum noch auf den Beinen halten konnte und dringend Hilfe brauchte. Klügl besann sich kühn auf das, was er jahrelang geübt hatte, und legte ihr die Hände auf. Er bat um Heilenergie und konzentrierte sich auf die ansteigende pulsierende Wärme in seinen Handflächen. Bereits nach einigen Minuten der Einwirkung spürte die Frau tatsächlich eine Energie bis in die Zehenspitzen – von einer spontanen Heilung allerdings war nichts zu bemerken. Klügl fuhr zurück ins Hotel.

Doch am nächsten Morgen schon bekam er Besuch vom Schwager der alten Frau. Freudestrahlend berichtete dieser von ihrer wundersamen Genesung, die über Nacht eingetreten war, und dass sie ohne fremde Hilfe wieder laufen konnte. So wurde Klügl, bevor er sich's versah, im gesamten Slum als Wunderheiler gefeiert – und weitergereicht: Täglich besuchte er nun das Elendsviertel und behandelte die Armen. Um selbst einem Wunderheiler bei der Arbeit zuzusehen, wie es eigentlich sein Plan gewesen war, hatte er allerdings keine Zeit mehr gefunden.

Ein Jahr darauf besuchte Klügl auf Empfehlung von John Graham den Aurachirurgen Stephen Turoff in London, weil er sich selbst behandeln lassen wollte. Er hatte von den Techniken der Aurachirurgie gehört, auch davon, wie Turoff mit Sonden und Skalpellen direkt am Körper arbeitete, ohne tatsächlich chirurgische Eingriffe vorzunehmen. Gerhard Klügl war fasziniert von der Vorstellung, dass in der menschlichen Aura Informationen über den Gesundheitszustand gespeichert sein könnten und es möglich sein sollte, direkt in der Aura Blockaden und Krankheit aufzulösen. So kam man während der Behandlung ins Gespräch, und Klügl erzählte auch von seinen eigenen Heilerfolgen mit dem Handauflegen. Da ihm die Aurachirurgie mit Turoffs symbolischen Operationen aber doch etwas suspekt und »abgehoben« vorkam, fragte Klügl, ob sich jene spezielle Kunst der Geistheilung denn auch erlernen ließe – er tat dies nicht etwa, weil er sich selbst Chancen auf diesen Heilberuf ausrechnete, sondern eher in der stillen Hoffnung, das Thema bei einer negativen Antwort »ad acta« legen zu können. Und Turoff verneinte auch tatsächlich, forderte Klügl aber dennoch auf, selbst mal einen Versuch zu starten: Aus dem Stand sollte er Leute aus seiner Gruppe in der Aura therapieren.

Klügl hatte keine Chance, dieses Angebot abzulehnen,

und eigentlich wollte er sich diese Gelegenheit auch nicht entgehen lassen. Als Erste konsultierte ihn eine Frau, die Jahre zuvor an der Galle operiert worden war und seitdem unter schweren chronischen Schmerzen im Bauchbereich litt, ohne dass der Grund dafür je herausgefunden werden konnte. Klügl hörte sich ihre Geschichte konzentriert an. Er ließ die Sätze Wort für Wort in sein Bewusstsein dringen und visualisierte vor seinem inneren Auge alle möglichen Vorgänge im Körper der Frau. Eine ganze Weile sagte er nichts, verharrte regungslos wie im Zustand der Meditation, den Blick ins Leere gerichtet. Dann plötzlich hatte er einen intuitiven Gedanken, und ihm kam unvermittelt der Begriff »Klammer« in den Sinn – hatte man womöglich vergessen, der Frau nach der OP die Klammern zu entfernen? Ja, das war's, Klügl war sich mit einem Mal ganz sicher, das Bild einer Klammer konkretisierte sich bereits in seiner Vorstellung, die Diagnose »fühlte sich gut an«. Nur – wie sollte er die Klammern entfernen? Sollte er etwa genau wie Turoff ein Messer oder Skalpell zu Hilfe nehmen und in der Luft damit herumhantieren? Kurz entschlossen und weil ihm nichts Besseres einfiel, nahm er schließlich eine Pinzette samt Schere aus seinem Reisenecessaire und machte sich daran, der Frau symbolisch eine Klammer zu entfernen, die sich ungefähr auf Höhe der Galle befand. Als er dafür an ihrer imaginären Operationsnarbe in der Aura zog, zuckte die Frau plötzlich zusammen. Es war unglaublich: Sie verspürte tatsächlich ein heftiges Ziehen im Körper!

Klügl konnte es selbst kaum glauben, seine Maßnahme schien Wirkung zu zeigen. Davon ermutigt, wiederholte er den Vorgang, bis alle Klammern entfernt waren und die Frau keinerlei Schmerzen mehr hatte.

Und so ging es mit allen Gruppenteilnehmern: Einen nach dem anderen konnte er sie von ihren Leiden heilen. Ob am Magen, am Rücken, an den Nebenhöhlen – zu guter Letzt war er nach zwei Tagen mit achtzehn erfolgreichen Behandlungen die Neuentdeckung Turoffs.

Als Gerhard Klügl nach Hause zurückkehrte, hatte sich der Erfolg seiner Londoner Marathonbehandlungen in seinem Freundeskreis bereits herumgesprochen, und er begann vom Fleck weg mit einigen wenigen Klienten pro Woche seine Tätigkeit als Aurachirurg. Jutta Schneider, eine Bekannte aus der Nachbarschaft und gewissermaßen Zeugin der ersten Stunde, erinnert sich noch gut an seine Anfänge und speziell an ihre Erlebnisse mit Gerhard Klügl.

Der erste Kontakt kam über eine ihrer Freundinnen zustande, deren krebskranke Schwiegertochter von Klügl behandelt wurde. Diese Freundin war von dem Aurachirurgen insbesondere deshalb völlig begeistert, weil er während einer Behandlung erdgebundene Seelen – Energien von Verstorbenen, die emotional noch mit dieser Welt verhaftet sind – in der Aura ihres Ehemanns entdeckt hatte und ihn tatsächlich von einer Vielzahl chronischer Schmerzen hatte befreien können, die in direktem Zusammenhang mit diesen Seelen gestanden haben mussten. Als Jutta Schneider nun davon erfuhr, sah sie unwillkürlich eine Chance für ihren Mann, der schon seit Längerem regelmäßig morgens nach dem Frühstücken von heftiger Übelkeit geplagt wurde. Ärztliche Untersuchungen hatten zwar ergeben, dass eine Verbindung zum Zwerchfell nicht vollständig schließen würde, dennoch hatte man dies als mögliche Ursache der Übelkeit ausgeschlossen und ihn ohne Befund wieder nach Hause geschickt. Vielleicht waren also am Ende solche erdgebundene Seelen der Auslöser gewesen, dachte Jutta Schneider in ihrer Not und vereinbarte auf gut Glück einen Termin mit Gerhard Klügl.

Und Fortuna sollte ihr gewogen bleiben. Sie erschien mit ihrem Mann und Sohn Jörg. Der Aurachirurg tastete die Aura des Mannes ab und blieb sofort auf Höhe des Magens hängen. Als wäre es das Normalste auf der Welt, gab er unbeirrbar seine Diagnose: Schneider sei in einer früheren Inkarnation einmal durch eine Stichverletzung in den Magen getötet worden, und es tropfe noch immer Blut aus einer winzigen Stelle am Zwerchfell. Daraufhin zog Klügl sogleich einen imaginären Dolch aus Schneiders Aura und verschloss die Wunde symbolisch mit Heilenergie.

Jutta Schneider war beeindruckt und doch hin- und hergerissen. Bemerkenswert war es allemal, dass der Aurachirurg das Problem am Zwerchfell durch bloßes Tasten hatte entdecken können, allerdings kam ihr das Herausziehen eines imaginären Dolchs aus der Aura ihres Mannes doch etwas weit hergeholt vor – obwohl sie andererseits immer noch auf die erdgebundenen Seelen fixiert war. Sie ließ also auch ihren Sohn untersuchen, der schon seit einiger Zeit unter chronischen Rückenschmerzen litt, die sich die Ärzte nicht erklären konnten. Mehrfach war sie mit ihm beim Arzt gewesen, hatte Röntgenbilder und CTs machen lassen, ihn zur Chiropraktik und zur Krankengymnastik geschickt – es hatte alles nichts geholfen, die Befunde waren negativ, und die Behandlungen brachten keine Besserung.

Klügl hörte sich Jörg Schneiders Krankengeschichte genauestens an, trat hinter seinen Rücken und ließ wortlos seinen Blick darübergleiten. Schließlich nahm er eine Pinzette, drehte sie in circa zwanzig Zentimeter Entfernung vom Rücken einmal herum und zog dann an, woraufhin Jörg laut aufschrie – Jutta Schneider hat den Ausruf noch heute in den Ohren: »Au, verreck ...!«

Klügl schmunzelte und zog noch einmal an. Erneut schrie ihr Sohn auf. So wiederholte sich der Vorgang zehn-, fünfzehnmal, während Klügl mit sachlicher Stimme begleitend erklärte, dass Jörg aus einem früheren Leben noch Schrotkugeln im Rücken habe.

Die Schneiders verließen an jenem Tag bewegt die Praxis, und obwohl keine erdgebundenen Seelen gefunden werden konnten, sollte sich der Besuch gelohnt haben: Jutta Schneiders Ehemann wurde nie mehr nach dem Essen übel, und auch die Rückenschmerzen des Sohnes waren verschwunden. Dennoch durfte sie etwas später doch noch Zeugin einer wahrlich gespenstischen Aurabehandlung mit erdgebundenen Geistwesen durch Klügl werden: Sie hatte in der gegenüberliegenden Remise ihres Hauses in regelmäßigen Abständen einen älteren Herrn aus Holland namens Ludwig zu Besuch. Dessen Frau Tine war erst kürzlich gestorben, und daher blieb er diesmal gleich mehrere Monate bei den Schneiders. Eines Tages klagte er über nachts auftretende Nierenschmerzen, die mit der Zeit immer unerträglicher wurden, und Jutta Schneider hatte die Befürchtung, dass in der Remise irgendeine Art schlechter Erdstrahlung oder etwas Ähnliches vorlag, zumal ihre Mutter vor Jahren dort gelebt hatte, an Krebs erkrankt und gestorben war. So hatte man das Bett mehrfach umgestellt und mit Trennwänden abgeschirmt, und dennoch klangen die Schmerzen nicht ab.

Schließlich ließ man Gerhard Klügl kommen. Als dieser Ludwigs Aura abtastete, hielt er plötzlich inne und sagte, es stehe eine Frau neben Ludwig, die schon vor sehr langer Zeit verstorben sei. Ludwig, der insgeheim irgendwie gehofft hatte, Hinweise auf seine verstorbene Ehefrau zu erhalten, war enttäuscht, weil es sich dabei natürlich unmöglich um seine Tine handeln konnte. Klügl bestätigte das und erklärte, die Frau heiße auch nicht Tine, sondern Mieke, und sie wolle nun bei der Behandlung Ludwigs assistieren.

Ludwig blickte Jutta Schneider fassungslos an – die Tatsache, dass Klügl den holländischen und in Deutschland doch sehr seltenen Namen Mieke völlig zutreffend genannt hatte, erschien ihm wie ein Wunder, weil es tatsächlich eine Tante Mieke gegeben hatte, die zu ihrer Zeit ein Krankenhaus für alte Leute führte und viel von medizinischen Behandlungen verstand – es schien daher durchaus sinnvoll zu sein, dass sie nun bei seiner eigenen Behandlung helfen wollte. Folglich ließ sich Ludwig von Klügl behandeln, und der Aurachirurg stellte auch schnell eine Belastung der Nieren fest. Er übersandte Heilenergie und beendete die Sitzung.

Nachdem er gegangen war, klingelte das Telefon, und ausgerechnet Ludwigs Sohn Robin, der sich normalerweise monatelang nicht um seinen Vater kümmerte, rief aus Amsterdam an. Vollkommen aufgelöst, erkundigte er sich nach Ludwig, er habe gerade an ihn denken müssen und sich plötzlich große Sorgen gemacht.

Jutta Schneider war vollkommen baff: »Was waren das nur für Ströme und Energien?«, fragte sie sich. Ohne Zweifel gab es Dinge auf der Welt, die sich mit dem menschlichen Verstand einfach nicht erklären lassen – was aber für sie nicht bedeutete, nicht auch von diesen Phänomenen zu erzählen. Ihr Untermieter Ludwig jedenfalls habe seit jener Behandlung durch Klügl keine Nierenschmerzen mehr gehabt.

Ein Ereignis, das Jutta Schneider direkt betraf, geschah ebenfalls noch in den Anfängen von Klügls Wirken als Aurachirurg, allerdings schon zu der Zeit, als er infolge immer zahlreicher werdender Behandlungstermine immer seltener persönliche »Freundschaftsdienste« leisten konnte. Jutta Schneider hatte sich bei Gartenarbeiten ihr Bein schlimm verstaucht, und der Fuß war dick und blau geschwollen, sodass sie nicht mehr auftreten konnte. Weil Klügl nicht erreichbar war, ließ sie eine Ärztin kommen. Diese verordnete ihr eine einwöchige Bettruhe mit kalten Umschlägen, ohne das Bein zu belasten, und so war es mehr ein Zufall, dass Klügl genau an jenem Tage zu Besuch vorbeikam. Sofort wies er Jutta Schneider an, sich aufs Bett zu legen. Er nahm eine leere Spritze aus seiner Tasche und zog den Bluterguss aus ihrer Aura heraus.

Leider aber spürte sie dabei keinerlei Besserung, denn obschon die Schwellung feinstofflich abgesogen sein mochte, war sie in der Welt der Materie noch immer vorhanden.

Klügl forderte Jutta Schneider nun auf, sich hinzustellen, doch leider gelang auch das nicht. Ihre Enttäuschung war groß, und der Aurachirurg zog schließlich ohne direktes Erfolgserlebnis von dannen. Zum ersten Mal schien seine Behandlung nicht zu wirken – bis sie am nächsten Morgen arglos aufwachte und, noch ein wenig benommen vom Schlaf, überlegte, ob sie nachts eigentlich wie üblich auf der Toilette gewesen war. Und während sie sich selbst sagte, dass das in ihrem schlimmen Zustand wohl kaum möglich gewesen sein konnte, blickte sie hinunter zu ihrem Fuß und wurde mit einem Schlag hellwach: Er schien wieder vollkommen normal zu sein, weder eine Schwellung noch ein Bluterguss waren zu sehen. Und dann fiel ihr auch ein, dass sie tatsächlich im Halbschlaf – Macht der Gewohnheit – aufgestanden und zur Toilette gegangen war. Jutta Schneider stand sofort auf und machte einen Schritt nach vorn, doch der Schmerz blieb aus – sie konnte wieder völlig problemlos laufen, als wäre nie etwas gewesen.

Gerhard Klügls Weiterentwicklung vom medial und heilerisch begabten »Quereinsteiger« zum spezialisierten Aura-Geistheiler vollzog sich seit seinem Treffen mit Stephen Turoff mit fast spielerischer Leichtigkeit. Klügl liebte seine neue Berufung und den Umgang mit Menschen, und sein Werdegang schien wie von höherer Instanz vorbestimmt. Jutta Schneider, die selbst zahlreiche

Freunde und Verwandte zu ihm geschickt hatte, denkt an jene Jahre noch voller Wehmut zurück, an die vielen kuriosen Geschichten und Heilerfolge – daran, wie einmal gar ihr todkranker Rauhaardackel Rowdy von Klügl dank einer feinstofflichen Spritze vorm Einschläfern gerettet wurde; daran, dass der Aurachirurg Gerüche wie Zigarrenqualm oder Blütendüfte in der menschlichen Aura wahrgenommen hatte, die in direktem Zusammenhang mit verstorbenen Personen standen; daran, wie sogar in ihrer eigenen Aura eine Frau ohne Beine erschien und sich später herausstellte, dass diese Frau die Vorbesitzerin ihres Hauses gewesen war; und daran, dass Klügl damals jede Bezahlung ablehnte und man ihm deshalb immer nur kleine »Überraschungen« zukommen ließ: Marmelade, Pralinés, einen Eintopf – oder auch mal heimlich einen Geldschein, den man so platzierte, als hätte Klügl selbst ihn vergessen.

Mit zunehmendem Erfolg und steigender Bekanntheit wurden solche persönlichen Erlebnisse bald immer seltener. Klügls familiär-freundschaftliches Wirken wich einer zunehmenden Professionalität, die deutlich über den heimischen Aktionskreis hinausreichte. Mehr und mehr Leute suchten ihn auf, zuerst aus der Umgebung, dann von immer weiter her. Schließlich kamen Patienten aus allen Teilen Deutschlands, und mit der Zunahme seiner Heilerfolge verbreitete sich auch sein guter Ruf.

Klügl war aber inzwischen nicht nur ein gefragter Heiler, sondern er verfeinerte auch kontinuierlich seine Arbeitsmethoden, sodass selbst Schulmediziner auf ihn aufmerksam wurden. Seit 2001 arbeitet er mit Ärzten wie auch mit Heilpraktikern und Therapeuten zusammen, die biophysikalische Therapien »im feinstofflichen Bereich« anwenden. Klügls Wirken in der menschlichen Aura konnte zwischenzeitlich durch Professor Gary Schwartz von der University of Arizona mittels Kirlian-Fotografie dargestellt werden. Als Mitglied der Gesellschaft für biophysikalische Medizin gibt Klügl auch aurachirurgische Schulungen für Ärzte und Heilpraktiker sowie Seminare zu den Themen »Musik als Sprache der Seele«, »Tod und Auferstehung«, »Aura und Karma« und andere mehr.

Im Jahr 2005 wurde ihm der Alternative Europäische Medizinpreis der Dr. Ingeborg Gebert-Heiß Stiftung verliehen, und Clemens Kuby entdeckte ihn für zwei seiner Filme: »Heilung – Das Wunder in uns« und »Alles ist möglich«.[14] 2009 wurde Klügl für den 3sat-Dokumentarfilm »Ich bin ein Weltenmensch« von Giselle Rupf-Camenisch porträtiert.[15] Im Jahr 2012 schließlich erschien die Erstausgabe von *Aurachirurgie* unter dem Titel *Quantenland.* Die danach ausgelöste starke Medienresonanz rückte Klügls Aurachirurgie noch weiter in den Fokus des öffentlichen Interesses; Mediziner, Heilpraktiker und Therapeuten wurden auf ihn aufmerksam, und die Aurachirurgie etablierte sich in der Komplementär- wie in Teilen der klassischen Schulmedizin als beliebte Therapieform. 2019 gründete Gerhard Klügl dann in Liechtenstein die IAIM, die Internationale Akademie für integrale Medizin. Hier wurden bis heute über 800 Ärzte, Heilpraktiker, Physio- und Psychotherapeuten zum Aurachirurgen ausgebildet. Spätestens damit zählt Klügl zu den gefragtesten Geistheilern im deutschsprachigen Raum, und seine

Bekanntheit reicht weit über die Landesgrenzen hinaus, insbesondere bis nach England und in die USA. Einen Termin bei Gerhard Klügl zu bekommen ist nichts für ungeduldige Gemüter, denn er ist meist schon wochenlang im Voraus ausgebucht, zumal er seit Gründung der IAIM nur noch an drei Tagen die Woche behandelt. Zusätzlich ist er regelmäßig und häufig auf Vorträgen und Kongressen unterwegs.

Die Aura als Wirkungsstätte der Geistheilung

Grundlagen für ein besseres Verständnis

Gerhard Klügl spürt Verletzungen vergangener Leben eines Kranken auf und heilt sie. Er operiert wenige Zentimeter über der Haut, richtet Wirbel, näht Wunden und spannt Sehnen; er benutzt dafür Skalpelle, Scheren, Spritzen. Und dennoch fließt niemals Blut, denn er ist Aurachirurg und tut all dies in der Aura eines Menschen. Nur: Was ist eine Aura eigentlich?

Die Vorstellung der menschlichen Aura geht weit in die Vergangenheit zurück und ist nahezu aus allen Kulturen überliefert. Sie wird häufig als Lichterscheinung dargestellt, als Sonnenkrone oder Strahlenkranz um den Kopf oder Körper zur Kennzeichnung von Gottheiten, und sie wurde insbesondere in der christlichen Antike als Heiligen- und Glorienschein zum Symbol für das Göttliche. Während diese sogenannte Aureole meist konzentrisch um den Kopf dargestellt wurde, war der Anthroposoph Rudolf Steiner fest davon überzeugt, dass sie den ganzen Menschen in Form eines Ovals umgebe. Er beschrieb sie in seinem theosophischen Weltbild als Ausdruck des Astralleibs.

Obwohl die Existenz einer Aura insbesondere unter

Esoterikern unbestritten sein dürfte, wird sie im Allgemeinen doch recht unterschiedlich wahrgenommen. Oft setzt man sie lediglich mit der Ausstrahlung eines Menschen gleich. Für Anthroposophen wie Theosophen hingegen stellt sie einen feinstofflichen Energiekörper dar, und die moderne energetische Wissenschaft definiert sie gar als konkretes, real existierendes Energiefeld eines Lebewesens mit unterschiedlichen Frequenzen, die vom Körper ausstrahlen, darunter Radio- und Mikrowellen, Licht, Wärme-, Infrarot- und UV- sowie Röntgen- beziehungsweise Gammastrahlung. Diese Frequenzen sollen entsprechend von speziell begabten oder geschulten Menschen wahrgenommen werden können.

Ob eine Aura diesem energetischen Verständnis nach existiert oder nicht, ist streng wissenschaftlich nicht bewiesen. Allerdings gibt es in der Alternativmedizin unterschiedliche technische Verfahren, um die Aura erkennbar zu machen, am bekanntesten ist die Kirlian-Fotografie.

Diese ab 1937 vom sowjetischen Ehepaar Kirlian entwickelte Fotografie erlaubt Rückschlüsse auf die elektrische Leitfähigkeit der Körpermeridiane. Zu diesem Zweck setzt man den Körper einem elektrischen Impuls aus und visualisiert die sogenannte Koronaentladung an den Fingerspitzen oder Zehen in einer Hochspannungsfotografie. Auf diese Weise ist es möglich zu erkennen, wie stark ein menschliches Energiefeld ist und ob energetische Leitbahnen im Körper blockiert sind.

Besonders spektakuläre Veröffentlichungen über Versuche mit der Kirlian-Fotografie bekunden sogar, dass ein Pflanzenblatt, dem man eine Ecke abgeschnitten hatte, noch einige Zeit den ursprünglichen energetischen Umriss aufzeigte, bis dieser endgültig zusammenbrach. Russische Wissenschaftler sollen sogar eine Reihe von Versuchen unternommen und dabei festgestellt haben, dass sich das ursprüngliche Energiefeld eines menschlichen Leichnams in Abhängigkeit von Todeszeitpunkt und Todesart sowie auch mit der Entfernung von Organen nach dem Tode verändert. Freilich wäre dies ein phänomenaler Hinweis darauf, dass wir zeit unseres Lebens von einer Lebensenergie durchdrungen und umgeben sind.

Den meisten Theorien zufolge besteht die Aura aus mehreren Ebenen. Die konkrete Anzahl variiert je nach Theorie. So beschreibt beispielsweise die Physikerin und Geistheilerin Barbara Brennan die Aura als ein in neun Ebenen gegliedertes System, von dem vier der physischen Welt und die restlichen der geistigen Welt zugeordnet sind, während Gerhard Klügl die Aura weniger als eine Anordnung von abgegrenzten Körperfeldern versteht, sondern eher als ein unbegrenztes Energiefeld, das sich in ständigem Energieaustausch mit einem elektromagnetischen Feld der Erde und dem des ganzen Kosmos befindet. Demzufolge gibt es für ihn drei elementare Energiekörper der Aura:

- den *Ätherleib* in drei bis fünf Zentimetern Entfernung zum Körper, wo sämtliche Organe feinstofflich angeordnet sind,
- den *Emotionalkörper*, der, wie sein Name es schon

sagt, Träger unserer Gefühle und unserer Emotionen ist,
- sowie eine sich ins Unendliche erstreckende *Kausalebene*, auf der alles miteinander verbunden ist und mit der wir uns über unser Bewusstsein theoretisch bis ans Ende des Universums ausdehnen können.

Es heißt, dass die Aura zusammen mit den Chakren, den feinstofflichen Energiezentren des Körpers, unseren individuellen Bewusstseinszustand reflektiert. Insbesondere im Emotionalkörper sollen sich dabei Informationen über die Emotionen, Gedanken, Fähigkeiten und Vitalenergien eines Menschen befinden, die zusammengenommen sein Energiefeld bestimmen. Psychische Probleme und seelisches Ungleichgewicht führen entsprechend zu Störungen im Energiehaushalt und zu Blockaden, was sich wiederum als Krankheit auf körperlicher Ebene manifestieren kann. Diese Blockaden und Störungen können durch verschiedene Techniken der Auraheilung gezielt lokalisiert und behandelt werden. Unter anderem geht es dabei um die Reaktivierung von Lebensenergie, indem die einzelnen Schichten der Aura durch Energie- und Heilarbeit sowie verschiedene Mineral-, Aroma- und Farbtherapien geklärt, gereinigt und ausgerichtet werden.

Im Fokus der Arbeit eines Aurachirurgen stehen nun sowohl der Ätherleib, wo sich die organischen Informationen des Körpers befinden, als auch der Emotionalkörper, wo nach Klügl unser »feinstoffliches Gedächtnis« lokalisiert ist, das nicht nur psychische Muster, sondern auch karmische Erinnerungen speichert, die auf jede Zelle unseres Körpers einwirken und maßgeblich unsere Gesundheit beeinflussen. Was sind karmische Erinnerungen?

Der Begriff »Karma« stammt aus dem Sanskrit und bezeichnet ein spirituelles Konzept von Ursache und Wirkung, nach dem jede Handlung – physisch wie geistig – unweigerlich eine Folge hat, die nicht unbedingt im aktuellen Leben wirksam werden muss, sondern sich möglicherweise auch erst in einem späteren Leben manifestiert. Karma entsteht demnach durch eine Gesetzmäßigkeit und nicht infolge einer Strafe durch einen Gott. Gemäß der buddhistischen Lehre gestaltet jede unserer Handlungen die Welt neu, und die Vorstellung einer abgegrenzten Handlung oder Person wäre nur eine grundlegende Täuschung über das wahre Wesen der Wirklichkeit – erneut ein klarer Hinweis darauf, dass alles mit allem über Raum und Zeit hinweg verbunden ist. Und ebendiese Verbindung ist der zentrale Ansatzpunkt für Klügls Aurachirurgie …

> »Für die Aura, und damit auch für unser Bewusstsein, sind Raum und Zeit praktisch nicht vorhanden. Alles befindet sich in absoluter Gleichzeitigkeit und ›Gleichgültigkeit‹ – alles hat die gleiche Gültigkeit!«
>
> *Gerhard Klügl*

Schmerzbilder als Hinweis auf karmische Verstrickungen

Gerhard Klügl tastet die Aura eines Menschen nach Blockaden und Strahlungen ab und bleibt dort hängen, wo er eine »Schmerzbotschaft« wahrnimmt. Diese Botschaft äußert sich in den meisten Fällen auch durch körperliche Beschwerden. In einem solchen Fall vollführt er Bewegungen mit der Hand in unmittelbarer Nähe der Blockade, um Reaktionen beim Kranken hervorzurufen, mit deren Hilfe er herausfindet, welches »Krankheitsbild« der Körper produziert. So fährt er beispielsweise vor der Brust eines Klienten senkrecht auf und ab und verursacht dem Klienten dadurch heftige Atemnot, oder er zieht hinter dessen Kopf einen virtuellen Strick nach oben, und der Betreffende verspürt ein plötzliches Würgegefühl. Ganz gleich, welche Reaktion Klügl auch beobachtet – Atemnot, ein Würgen, eine Verspannung, ein Ziehen oder einen leichten Druck –, er weiß dann, dass auch karmische Verstrickungen vorliegen.

Klügl geht prinzipiell davon aus, dass der Mensch von sich aus nicht krank werden kann. Wie auch viele Alternativmediziner ist er davon überzeugt, dass unser Körper auf ein Alter von über hundert Jahren ausgelegt ist und es einen »Materialverschleiß«, wie wir ihn etwa von Bremsbelägen beim Auto kennen, per se nicht gibt. Dass wir dennoch nicht alle gesund geboren werden oder erkranken, hängt seiner Meinung nach mit Informationen in der Aura zusammen: Wir brauchen ein Programm, das uns krank macht! Ein solches Krankheitsprogramm könne genetisch gesteuert oder psychisch bedingt sein, in frühester Kindheit beginnen oder erst im hohen Alter – stets aber liege einer Erkrankung ein Informationsmuster zugrunde, das seinen Ursprung in der Aura habe.

Klügl spricht hier vom Prinzip der karmischen Muster, nach dem Krankheit durch negative oder traumatische Erinnerungen ausgelöst wird, die unserer Aura anhaften und sich irgendwann körperlich manifestieren. Für ihn vermittelt jeder Schmerz eine Botschaft, hinter der eine Erinnerung steckt. Diese Erinnerung allerdings müsse nicht unbedingt aus diesem Leben stammen, sondern könnte auch auf frühere Inkarnationen zurückgehen. Möglicherweise komme sie sogar direkt aus einem morphogenetischen Feld – wie eine Art kollektive Erinnerung, die sich aus der Quelle aller kosmischen Informationen speist. Somit könnte es für eine Erkrankung schon ausreichen, über die eigene Aura mit einer Krankheitsinformation in Resonanz zu treten.

Manche Heiler sagen von sich, dass sie nur Ausführende mit medialen Fähigkeiten seien, von Ärzten aus der geistigen Welt gelenkt. Klügl sieht sich über ein universales Urfeld mit dem Wissen der Medizin wie auch direkt mit seinen Klienten verbunden. So wie Dr. Volkamer in der Feinstofflichkeit von kollektiven Bewusstseinsfeldern spricht, geht der Aurachirurg mit einem alles verbindenden Netzwerk in Resonanz, ruft Informationen ab und gibt sie weiter. Der Zugang zum Bewusstsein des Kranken gelingt ihm dabei über die verschiedenen Schichten der Aura, angefangen von der Kausalebene über den Emotionalkörper bis hin zum Ätherleib, wo das Krankheitsbild manifestiert ist. Entsprechend einem solchen Modell gibt es weder räumliche noch zeitliche Begrenzungen, das Individuum hat keine starr definierte Ausdehnung. Alles ist mit allem verbunden, alles fließt. Es gibt kein »Hier ende ich, und dort beginnst du«. Heiler und Patient sind Bestandteil eines komplexen allumfassenden Organismus, der über Zeit und Raum hinweg Informationen austauscht. Auf diese Weise kann Klügl die jeweilige Krankheitsbotschaft in der Aura entschlüsseln und heilen. Sein oberstes Prinzip lautet dabei: Man muss dem Körper die Erinnerung an den Schmerz nehmen, damit die alte Wunde verheilt! Denn es ist immer »der alte Schmerz, den man nicht loslassen kann« und der eine Heilung blockiert.

> »Das Göttliche ist das, was sich in der Materie durch Leben wieder manifestiert. Leben kann dabei als Energie definiert werden. Diese Energie hat ein Gedächtnis.«
>
> *Gerhard Klügl*

Klügls Wirken basiert auf der Theorie, dass unser Unterbewusstsein zur Schaffung der Welt stets auf Erfahrungen zurückgreift – kalt/warm, gut/böse, glücklich/unglücklich –, wobei dies wie gesagt nicht unbedingt nur eigene Erfahrungen aus dem jetzigen oder einem früheren Leben sein müssen, sondern auch Informationen aus einem kollektiven Gedächtnis sein können, die auf uns übertragen wurden und uns anhaften. Diese Erinnerungen, sprich diese Informationen werden Klügl zufolge als Emotionen im Emotionalkörper der Aura gespeichert, im negativen Falle als alte Wunden, und können sich dann im Ätherleib als Krankheiten niederschlagen.

Klügls Fähigkeit beruht nun darauf, dass der Emotionalkörper mit Bildern arbeitet und er ebendiese Bilder deuten kann: Das Unterbewusstsein will den alten Schmerz auflösen und lenkt ihn auf einen bestimmten Körperteil oder ein bestimmtes Organ, wo er vom Aurachirurgen als »Schmerzbild« wahrgenommen und symbolisch aufgelöst wird. Diese Schmerzbilder können mitunter auch durchaus eigenwillig in Erscheinung treten, so zum Beispiel als Symbol einer »Garrotte« – eines spanischen Würgeeisens – bei chronischen Nackenverspannungen, als Kastration bei Prostatabeschwerden oder auf ähnliche Weise.

Doch wie merkwürdig auch immer solche Symboliken scheinen mögen, man darf sie nicht missverstehen: Auf der Ebene der »realistischen Welt« ist klar, dass Krankheit stets das Resultat verschiedenster Faktoren ist, die zusammenkommen müssen. So treten beispielsweise Nackenprobleme verstärkt bei großgewachsenen Menschen auf und sind meist die Folge von Fehlhaltungen durch zu niedrige Sitzmöbel sowie von falscher einseitiger Belastung und vielem mehr. Auf der Ebene der karmischen Muster allerdings spielen diese weltlichen Überlegungen keine Rolle. Hier ist die chronische Nackenverspannung eine karmische Information – zum Beispiel Tod durch eine Garrotte oder durch Erhängen –, die sich in der materiellen Welt über die Lebensumstände konfiguriert und durch Krankheitsprogramme ausdrückt.

Klügl kann diese Programme über karmische Bilder entschlüsseln, sie führen ihn zum Ursprung der Krankheit. Auch wenn ihm dabei Bilder von Folter oder unnatürlichen Toden den Weg weisen, müssen dies nicht die »wahren« Krankheitsursachen gewesen sein – sie sind dann nur Teil seines Arbeitskonzepts, seiner ganz persönlichen Form der »Sprache«, über das morphogenetische Feld mit dem Körper des Betreffenden zu kommunizieren. Abgesehen davon wirkt dieses Konzept häufig noch zusätzlich heilungsfördernd, weil allein die Vorstellung, die eigene Nackenverspannung durch »Entdrehen« einer symbolischen Garrotte wieder gelöst zu bekommen, innere Bilder in Gang setzen kann, die greifbar und einprägsam sind und damit den Heilprozess beschleunigen.

Eine Entschuldigung von Herzen

An Urs im Kanton Schwyz

Ich möchte mich bei Urs an dieser Stelle ganz offiziell entschuldigen in der Hoffnung, dieses Buch möge ihn finden. Ich hoffe, dass er auch heute noch keine Angst vor Spritzen hat. Denn nie werde ich vergessen, wie er plötzlich – während ich ihm eine »feinstoffliche Spritze« verabreichte – vor Schmerz aufschrie, mich hart am Arm packte und wütend warnte: »He, das machen Sie nicht noch mal, Herr Klügl!«

Ich wünsche einen solchen Schock wirklich keinem Arzt oder Therapeuten und am allerwenigsten ihm, der sein ganzes Leben unter dieser karmischen Erinnerung gelitten hatte.

Herzliche Grüße, Ihr Gerhard Klügl!

Klügl erzählt: »Sandra, 23, aus Straubing kam zu mir, ohne zu sagen, worum es ging – und genau das ist mir natürlich am liebsten, weil ich dadurch in keiner Weise vorgeprägt bin. Ich tastete also ihre Aura ab und merkte, dass bei ihr ein Problem mit den Nasennebenhöhlen vorlag. Ich fragte sie, ob das stimme, und sie bestätigte es.

Sofort hatte ich einen Verdacht, warum. Ich nahm eine Arterienklemme und zog ihr in der Aura symbolisch etwas aus der Nase. Das spürte sie. Dann bat ich sie, den Mund zu öffnen, und zog ihr etwas aus dem Mund. Wieder spürte sie ein Ziehen, diesmal bis hinunter in den Magen. Schließlich nahm ich eine Pinzette und zog ihr leicht in der Ellbogenbeuge, und erneut spürte sie ein unangenehmes Ziehen.

Jetzt wusste ich Bescheid. All dies waren für mich untrügliche Zeichen dafür, dass hier noch medizinische Gerätschaften aus einem früheren Leben vorhanden waren – in der Nase mögliche Sonden, im Mund der Magenschlauch und in der Ellbogenbeuge die Nadeln von Injektionsspritzen.

Ich erklärte Sandra, dass sie in einem früheren Leben das Opfer medizinischer Versuche gewesen sein könnte oder dass sie zumindest die Information an ein solches Erlebnis mit sich trägt. Sie schien nicht sonderlich überzeugt, nickte aber. Schließlich zog ich in ihrer Armbeuge etwas fester, und sie stöhnte. Ich verstärkte darauf das Ziehen und holte aus ihrer Aura eine ›komplette Nadel‹ hervor. Sandra stöhnte wieder, noch lauter als zuvor, dann klagte sie über Schwindelgefühle und fiel plötzlich in Ohnmacht. Umgehend legte ich ihr die Füße hoch.

Nach einer Weile kam sie zu sich. Ermattet gestand sie, dass sie schon immer panische Angst vor Spritzen gehabt hatte und sich jedes Mal hinlegen musste, wenn sie eine Injektion verabreicht bekam. Ich musste lachen. ›Ab jetzt nicht mehr‹, erklärte ich ihr.«

Die Energie folgt der Aufmerksamkeit – Klügl denkt biophysikalisch, nicht biochemisch

Gerhard Klügls persönlicher Weg zum Aurachirurgen war alles andere als von langer Hand geplant. Vieles hatte sich ergeben und entwickelt, ein Schritt folgte dem anderen, ohne dass genau klar war, wohin es gehen würde. Ein entscheidender Richtungsweiser auf diesem Weg waren Klügls autodidaktische Fähigkeiten und sein hohes Maß an Intuition, die er schon als Patentrechercheur unter Beweis gestellt hatte, wenn neue Schutzrechte nach 48 000 Patentklassen einsortiert und registriert werden mussten. Zudem hatte er natürlich auch zahlreiche medizinische und naturheilkundliche Seminare besucht, widmete jede freie Minute den Studien und der Recherche und eignete sich im steten Erfahrungsaustausch mit medizinischen Instituten grundlegende anatomische Kenntnisse an. Seine angeborene Neugier und die schon von Berufs wegen ausgeprägte Neigung für Naturwissenschaften waren ihm hierbei sicherlich eine große Hilfe.

Zu Beginn arbeitete Klügl ausschließlich in der Aura, mit inneren Bildern, die ihm zeigten, wie ein Organ aussah. Doch mit der Zeit wollte er sich den Aufbau und die menschliche Anatomie noch besser vergegenwärtigen und besorgte deshalb Organmodelle und Körperatlanten. Mithilfe dieser Modelle beziehungsweise Bilder konnte er Zusammenhänge besser erkennen und seine Behandlungen effektiver »auf den Punkt« bringen: Wenn jemand auf Druck in einem sogenannten Surrogat, einem stellvertretenden Modell, an einer bestimmten Stelle reagierte, konnte der Schmerzpunkt direkt gefunden werden. Damit war es möglich, Millimeter für Millimeter die betroffenen Regionen abzutasten und sich von einer Stelle zur anderen vorzufühlen, bis Klügl zum Kern des Problems gelangt war.

Der Körperatlas sei ihm hierfür wie ein Fahrplan, allerdings wisse man vorher nie, wo die Reise hingehe: Die Vernetzung des Körpers ähnele dem Streckennetz der Eisenbahn, bei dem man sein Ziel nur mit vernetztem Denken erreichen könne. Zu sehen, wie wunderbar dann alles ineinandergreife, führe ihm immer wieder die Genialität der Schöpfung vor Augen – wer Gott wirklich suche, der könne ihn hier millionenfach entdecken, in jedem Menschen, dem man begegne.

> »Erst wenn wir durch Aufmerksamkeit die Energie auf einen bestimmten Punkt lenken, zeigt sich die Auswirkung von Information auf die Materie.«
>
> *Gerhard Klügl*

Klügl erzählt: »Auf einem Seminar zum Thema ›Anwendung der Aurachirurgie‹ bat mich die Frau eines befreundeten Arztes aus Wien um Hilfe, da sie starke

Zahnschmerzen hatte. Doris war 44 Jahre alt. Ich nutzte sogleich die Gunst der Stunde und bat sie während meines nächsten Vortrags zu mir auf die Bühne. Auf einem Körperatlas ›klopfte‹ ich dann alle infrage kommenden Zahnnerven ab und stellte auch schon bald einen Entzündungsherd in den Nebenhöhlen fest, der den Knochen angegriffen und so auf den Nerv eines Backenzahns ausgestrahlt hatte.

Nachdem ich die Entzündung behandelt hatte, wandte ich mich schließlich an die Seminarteilnehmer und fragte, ob sich auch Zahnärzte im Saal befänden. Ich hatte Glück: Zwei Zahnärzte und eine Kieferchirurgin meldeten sich. Ich bat sie zu mir und eröffnete ihnen, dass sie nun vor versammeltem Publikum die Möglichkeit hätten, ihr frisch angeeignetes Wissen direkt anzuwenden (wir befanden uns bereits am zweiten Tag des Seminars, die Grundkenntnisse für einen aurachirurgischen Eingriff dieser Größenordnung waren vermittelt). So machten sich die Zahnspezialisten sogleich daran, mithilfe eines Gebissmodells den betreffenden Backenzahn in der Aura zu spalten, um ihn zusätzlich von innen zu behandeln.

Die Behandlung dauerte 20 Minuten, und die frischgebackenen Aurachirurgen machten ihre Sache gut. Sie schnitten, bohrten und schabten am Gebissmodell, und man konnte sogar sehen, wie Doris' Backe immer dicker wurde. Am nächsten Tag aber war alles wieder fast beim Alten: Die Schmerzen waren verschwunden, und auch die Backe war schon deutlich abgeschwollen.«

Surrogate sind inzwischen fester Bestandteil von Klügls Aurachirurgie geworden. Über die Jahre konnte er seine Methode immer noch verfeinern und ein Gespür dafür entwickeln, wann welches Modell und welches Bild zur richtigen Diagnose und Therapie führen.

Ähnlich verhält es sich auch mit seinen chirurgischen Eingriffen: Weil er noch gezielter arbeiten wollte, fuhr Klügl eines Tages nach München in ein Sanitätshaus und kaufte sich eine Grundausstattung an feinen Pinzetten, Präpariernadeln, Spritzen und Kanülen, Skalpellen, Zangen, Klemmen und Scheren. Sogar zahnärztliche Instrumente wie Haken und kleine Sonden besorgte er sich. Durch die Handhabung mit derart chirurgischer Feinmechanik konnte Klügl nun seine Aufmerksamkeit stärker fokussieren und punktiert Heilenergie setzen. Zudem war es so wesentlich leichter, mit dem Kranken in Resonanz zu gehen, da symbolische Vorgänge während der Behandlung intensiver aufgenommen und damit innere Heilprozesse angestoßen werden.

Klügls »Heilsortiment« umfasst heute Körpersurrogate, Anatomieatlanten und ein komplettes medizinisches Instrumentarium, das er im Prinzip nicht anders einsetzt als ein klassischer Chirurg. In seiner nunmehr über zwanzigjährigen Tätigkeit als Geistheiler, in der Tausende Menschen in seine Praxis kamen, hat er an Organen operiert, Sehnen zusammengenäht, neue Kniescheiben eingesetzt, Gelenke justiert, Verwachsungen entfernt, Zysten abgesaugt, Gallensteine entnommen, Geschwüre herausgeschnitten und vieles mehr. Bei alledem ging er stets mechanisch »operativ« vor, wie man es von einem herkömmlichen Chirurgen erwartet. Doch das ist auch schon die einzige Gemeinsamkeit. Denn nicht biochemische Vorgänge bestimmen seine Arbeit, sondern eine primär physikalische Denkweise, welche die Mechanik unseres Körpers in den Vordergrund stellt. Entsprechend geht Klügl wie viele moderne Wissenschaftler davon aus, dass der menschliche Körper nicht rein biochemisch, sondern vielmehr energetisch funktioniert. Während man in der klassischen Schulmedizin Krankheit mit Medikamenten bekämpft, konzentriert sich die Aurachirurgie – ebenso wie auch die energetische Medizin – auf sämtliche informatorischen Prozesse, die zu Krankheiten führen. Klügl setzt dabei energetische Impulse, indem er seine Aufmerksamkeit auf ein Ziel fokussiert, geht über feinstoffliche Felder, ähnlich wie es auch bei der Telekinese oder der Telepathie der Fall sein könnte, in Resonanz mit Informationen und versetzt Krankheiten durch Informationsübertragung wieder in eine gesunde Urschwingung zurück. Der menschliche Körper, der sich wie der Resonanzkorpus eines Saiteninstruments verhält, wird dabei durch den Heiler zum Schwingen gebracht. Stimmt er die richtige Saite im Organmodell an, schwingt auch die korrespondierende Saite im Bewusstsein des Klienten, und Heilung kann geschehen – »verstimmte Saiten« können wieder gestimmt und in harmonischen Einklang gebracht werden.

Herrmann P. aus Lübeck, ein guter Freund Klügls, erzählt: »Wenn Gerhard zu uns in den hohen Norden kommt, um Gastbehandlungen durchzuführen, findet sich stets eine große Zahl Menschen mit kuriosen und teils sehr außergewöhnlichen Krankheiten ein. In einer mir gut bekannten Heilpraktikerpraxis traf er eines Tages auf Heike aus Flensburg. Das Außergewöhnliche an ihr war weniger ihre auffallend große Nase, die einem Mike Krüger Minderwertigkeitsgefühle hätte bereiten können, sondern eher die Tatsache, dass sie mit einem solch enormen Instrument nicht einmal in der Lage war, etwas zu riechen oder ausreichend Luft zu bekommen. Der Grund dafür lag in dem missglückten Versuch einer Jahre zurückliegenden Nasen-Operation, die leider keine wesentliche Verbesserung des Atmens bewirkte, sondern lediglich noch den Geruchsnerv verletzt hatte.

So bat Heike in erster Linie um einen Behandlungstermin bei Gerhard Klügl, um wieder freier atmen zu können. Nachdem er ihre Aura abgetastet und ein paar geringfügige karmische Muster aufgelöst hatte, widmete er sich ihrem Kernproblem: Er schnitt ihre Nase in der Aura oberhalb vom Nasenbein in zwei Teile und klappte diese jeweils nach links und rechts herunter, sodass er freien Zugang hatte und in den Nasenhöhlen Knorpelverwachsungen herausschneiden konnte. Nachdem er damit fertig war, vernähte er die Wunde wieder symbolisch und reinigte sie mit Teebaumöl.

Und dann plötzlich geschah es: Heike fragte spontan, ohne sich eigentlich genau darüber bewusst zu werden, woher denn dieser eigenartige Geruch komme. Dann stutzte sie und lachte. Schließlich begriff sie, was sie da eben gesagt hatte. Sie holte tief durch die Nase Luft und blickte ungläubig in den Spiegel, um sich zu vergewissern, ob nicht auch eine Veränderung von außen zu erkennen sei.

Erst Tage später berichteten mir Bekannte, dass äußerliche Veränderungen nicht lange auf sich hatten warten lassen. Denn Heike war nach ihrer Behandlung durch Gerhard fast eine Woche lang grün und blau im Gesicht, ja, sie hatte sogar ein regelrechtes Hämatom und wurde von allen nur noch gefragt, ob sie gestürzt sei. Wie ich weiter hörte, nahm sie das kleine Malheur jedoch von der positiven Seite und antwortete stets mit ›Nein, und mit meinem Mann hatte ich auch keinen Ärger‹. Sicher war sie Gerhard nämlich im Stillen dankbar, dass sie endlich wieder atmen und riechen konnte.«

Das Grundprinzip, das jede Form der Heilkommunikation ermöglicht, ist Bewusstseinsänderung. Obwohl alle Lebewesen ihre Umgebung durch Energiefelder wahrnehmen, hat der Mensch die energetische Form der Kommunikation vernachlässigt und damit seine hypersensorischen Fähigkeiten weitestgehend verloren. Zu sehr sind wir durch eine täglich wachsende Fülle an Reizen und Störsignalen abgelenkt. Wären wir jedoch in der Lage, unseren »inneren Drehkondensator« wie bei einem Radio in all dem Rauschen wieder auf die entsprechenden Frequenzen einzustellen, könnten wir eine Art kosmisches Energiespektrum abgreifen und auf feinstofflicher Ebene mit der Welt kommunizieren, ähnlich wie es indigene Urvölker im Dialog mit der Natur nach den Regeln ihres Heilwissens tun. Nach Auffassung des amerikanischen Physikers Dr. Harold Puthoff, der unter anderem das

Phänomen von Fernsichtigkeit erforschte, sind Menschen mit paranormalen Begabungen tatsächlich in der Lage, die »Hintergrundgeräusche« besser aus ihrer Wahrnehmung auszublenden. Dieses Ausblenden wurde in neurologischen Magnetresonanztomografiemessungen des Gehirns wiederholt angedeutet, da jedes Mal während der Ausübung einer paranormalen Tätigkeit die Hirnaktivität des Kortex reduziert sowie die des limbischen Systems stark erhöht war.

Damit wird Klügls »handwerkliches« Arbeiten auf ganz einfache Weise plausibel und nachvollziehbar. Nach dem Prinzip »Die Energie folgt der Aufmerksamkeit« werden über Surrogate beziehungsweise Abbildungen Informationen an die Zelle weitergegeben, und die Zelle reagiert. Wie schon der Biologe Bruce Lipton[16] ausführlich beschrieb, verfügen unsere Zellen über Rezeptoren, die wie Sinnesorgane auf bestimmte Umweltsignale ausgerichtet sind. Manche dieser Rezeptoren reagieren auf körperliche Signale wie beispielsweise die Östrogen- oder Insulinrezeptoren, andere wiederum können aber auch Schwingungsenergiefelder wie Licht, Klang- und Radiowellen wahrnehmen. Die Antennen dieser »Energierezeptoren« treten dann durch Vibration in Resonanz mit dem energetischen Schwingungssignal und verändern sowohl die Ladung des Proteins als auch die Form des Rezeptors. Biologisches Verhalten kann demnach sowohl durch chemische Moleküle wie Medikamente als auch durch »unsichtbare« Kräfte, beispielsweise in Form von Gedanken und Aufmerksamkeit, gesteuert werden. Die Aurachirurgie versorgt somit in derselben Weise, wie es nach wissenschaftlichen Vermutungen auch beim Phänomen der Lichtnahrung geschieht, den Organismus auf feinstofflichem Weg mit Information. Gerhard Klügl injiziert eine feinstoffliche Information in die Aura, und die Leber regeneriert. Er füllt Bandscheiben symbolisch mit Gewebeflüssigkeit auf, und die Rückenschmerzen sind passé. Ablagerungen im Knie werden aufgelöst, indem er feinstofflich ein Lösungsmittel spritzt, und Zysten saugt er in der Aura mit einem Sauggerät ab – Klügl versteht sich dabei stets als guter Handwerker, der die richtige Maßnahme dem notwendigen Zwecke anpasst. Er prüft und hinterfragt, nimmt Maß und setzt das Puzzle neu zusammen – so lange, bis Krankheitsursachen erkannt und behoben sind, deren medizinische Fachbezeichnung er oftmals selbst nicht einmal kennt.

So ist und bleibt Gerhard Klügl ein Autodidakt, der sich sein Wissen um die Möglichkeiten alternativer Heilkunst selbst erarbeitet hat und diese Tag für Tag aufs Neue erforscht. Als er vor Jahren einmal eine Ausbildung zum Heilpraktiker machen wollte, riet ihm eine befreundete Schulmedizinerin entschieden davon ab. Sie sagte »Gerhard, bleib bei deinem physikalischen, energetischen Denken – denn in dem Moment, da du beginnen würdest, medizinisch vorzugehen, könntest du womöglich gar nicht mehr heilen!«

Jutta Schneider erzählt: »Christa, 56, ist eine gute alte Bekannte aus Landau, die bereits jahrelang unter chronischen Rückenschmerzen gelitten hat. Auf einem Wochenendseminar zur Einführung in geistiges Heilen lernte sie

Gerhard kennen. Sie klagte ihm ihr Leid, da sie beim freien Tanzen in der Gruppe entweder gar nicht oder nur unter heftigen Schmerzen mitmachen konnte. Spontan bot er ihr seine Hilfe an, doch sie lehnte dankend ab und verwies auf ihren baldigen Behandlungstermin bei einem sehr renommierten Professor – bis dahin würde sie sich schon noch ›rüberretten‹ können, meinte sie.

Doch das konnte sie leider nicht, denn auch am nächsten Tag stand sie beim Tanz erneut abseits. Diesmal allerdings bat sie Gerhard um eine Untersuchung. Er tastete ihre Aura ab und hörte aufmerksam ihre Krankengeschichte. Schließlich bohrte er in der Aura von hinten Löcher in die betroffenen Wirbelkörper, befestigte darin Schrauben und verspannte sie mit Drähten, sodass ein ›Kräfteparallelogramm‹ entstand. Dann regulierte er die Position der Wirbel durch Drehen an den Schrauben – nach rechts, nach links, vor, zurück, schräg –, bis Christa keinen Schmerz mehr verspürte.

Skeptisch machte sie danach ein paar erste Schritte, zögerlich. Dann beugte sie sich vor, nun zur Seite und vorsichtig auch nach hinten. Schließlich umarmte sie Gerhard mit einem wahren Freudensprung und eilte zur Tanzübung.

Christa konnte sich meines Wissens fortan völlig schmerzfrei bewegen, und wie sie mir erzählte, tanzte sie an jenem Seminar mit neuer Lebenslust durchs Wochenende. Den anstehenden Termin beim Professor hatte sie gar nicht erst wahrgenommen und den geplanten operativen Eingriff selbstverständlich abgesagt. Gerhard suchte sie nur noch ein einziges Mal in den Jahren zum ›Nachjustieren‹ auf.«

Und Claudia W., 35, aus Dingolfing berichtet: »Meinen Besuch bei Gerhard Klügl werde ich nie vergessen. Ich suchte ihn eigentlich nur auf Anraten meines behandelnden Hausarztes auf, um karmische Muster zu lösen – das an sich ist ja schon abenteuerlich genug. Dass mir Herr Klügl dann aber auch noch feinstofflich eine Platte mit Stellschrauben in die Nase setzte, um meine langjährige Nasenschiefstellung zu korrigieren, übertraf alle meine Erwartungen.

Nun, ich ließ ihn gewähren; wir standen vor einem Spiegel, Herr Klügl hinter mir, und beobachteten angespannt, wie er ›live‹ meine Nasenspitze austarierte, und zwar so lange, bis sie kerzengerade war und ich meine Zustimmung gab. Es ist unglaublich, wenn man's nicht selbst erlebt hat – dennoch: Danke, Herr Klügl!«

Klügl erzählt: »Eines Tages bat mich Edith aus Zürich um einen Behandlungstermin. Sie litt unter Sichelfuß (Pes adductus), einer angeborenen Fußfehlstellung, wobei der Mittelfuß stark gewölbt ist und die Zehen verkrümmt nach innen stehen. Obwohl diese Art der Deformation im Normalfall eigentlich nicht schmerzhaft ist oder die Bewegung einschränkt, litt Edith besonders beim Gehen unter sehr starken Schmerzen – ihr Hausarzt hatte bereits einen Termin für eine Operation anberaumt. Doch kurz zuvor hatte dieser Arzt eines meiner Seminare in Zürich besucht und war dadurch auf die Idee gekommen, seine Patientin auf gut Glück noch bei mir vorbeizuschicken. So kam Edith also in meine Praxis und schleppte sich mehr schlecht als recht die Treppe hoch zum Behandlungszimmer im ersten Stock.

Während ich mir ihre Krankengeschichte anhörte, hatte ich spontan einen Gedanken: Ich stellte mir vor, dass die Position der Beine im stark vereinfachten Sinne durch Bänder reguliert wird und dass möglicherweise eine Krümmung nach innen durch zu straffe Innenbänder hervorgerufen sein könnte. Vielleicht müsste an diesen Bändern nur die Spannung etwas nachlassen?

Sofort untersuchte ich Ediths Aura auf der Innenseite ihrer Knie mit einer Pinzette, zog und zupfte an verschiedenen Stellen, bis sie plötzlich darauf reagierte. Nun wusste ich, dass ich die entsprechende Sehne gefunden hatte, die vermutlich für die Stellung des Fußes verantwortlich war. Mit einer Drehbewegung der Pinzette habe ich sie entspannt, so als würde ich ein Band locker machen, und siehe da: Der Fuß drehte sich ein deutliches Stück nach außen. Ich wiederholte den Vorgang zwei-, dreimal, bis die Zehen völlig gerade standen. Dasselbe tat ich dann auch auf der anderen Seite.

Als ich fertig war, forderte ich Edith auf, ein paar Schritte zu gehen, und weil das so wunderbar klappte, ging sie geradewegs zur Tür und schließlich zur Treppe, wo sie gleich zweimal völlig problemlos hinunter- und wieder hochlief.«

Eine aurachirurgische Sitzung im Allgemeinen

Schuld und Gelübde als größte Geißel der Gesundheit

> »Das zentrale Prinzip der Schuld ist die Hauptursache für Krankheiten. Schuldgefühle werden über Emotionen wie die Angst vor Ablehnung und Strafe verankert, und die sind im Hypothalamus wie mit einem Stempel eingeprägt.«
>
> *Gerhard Klügl*

Bei schweren Krankheiten suchen viele Betroffene nach tiefer liegenden seelischen Ursachen, da Krankheit ja niemals reiner Zufall ist, sondern eigentlich immer direkt mit einem selbst zu tun hat. »Was will die Krankheit mir sagen?«, lautet dann die Schlüsselfrage. Anhänger fernöstlicher Lehren behaupten gar, Erkrankungen seien eine karmische Schuld, die der Vergeltung früherer Missetaten diene: Man habe im vergangenen Leben gesündigt und bekomme im jetzigen die Quittung dafür. Der Körper sei dabei lediglich die Bühne, auf der sich eine Krankheit zeige.

Diese Erklärung der Zusammenhänge ist vielleicht nicht einmal ganz so weit von der Auffassung Klügls entfernt, allerdings unterscheidet sie sich in einem wesentlichen Punkt: Seiner Meinung nach handelt es sich nicht um karmische Schuld, sondern um karmische Schuldprogramme – ein feiner, aber entscheidender Unterschied. Denn legt man zugrunde, dass der Körper von sich aus nicht krank werden kann und dass es karmische Krankheitsprogramme sind, die unsere Gesundheit gefährden, braucht es keine tatsächliche »Missetat«, die der Betroffene irgendwann einmal begangen haben soll, sondern es genügt allein die Information einer Schuld.

In Klügls Worten ausgedrückt: Tritt man in Resonanz mit einer kollektiven Schuldinformation, die möglicherweise auf ein früheres Gelübde oder auf einen geleisteten Eid zurückgeht, fühlt man sich tief in seinem Unterbewusstsein schuldig. Und dies schlägt sich als Emotion im Emotionalkörper der Aura nieder, was über das limbische System direkten Einfluss auf unser körperliches Wohlbefinden hat. Das limbische System fungiert dabei als Antenne, die Informationen aus dem morphogenetischen Feld als karmische Muster empfängt.

Tatsächlich bestätigt die neurobiologische Traumaforschung, dass traumatische Erfahrungen als Erinnerungen überwiegend im limbischen System gespeichert werden. Dieser Teil des Gehirns ist vornehmlich für unser Gefühlsleben verantwortlich und verarbeitet – mit dem Hypothalamus als dem wohl wichtigsten Steuerzentrum des vegetativen Nervensystems – Schmerz- und Glücksinformationen zu emotionalen Inhalten, die Einfluss auf biochemische Prozesse haben. So kann man sagen, dass dieses Steuerzentrum wie ein Prozessor denjenigen Bereich darstellt, in dem alle Programme sitzen, die uns beeinflussen – Programme für Schuld, für Minderwertigkeit, für Angst, aber auch für Glück und Zufriedenheit.

Wenn nun dieser »Prozessor« fehlprogrammiert und in ihm das Programm »Schuld« verankert ist, wird der Betroffene nie ein wirklich freier Mensch werden. Da kann man sich tausendmal sagen: »Ich bin glücklich« oder »Ich bin liebenswert« – das Unterbewusstsein wird einem immer das Gegenteil erzählen. Wäre ein Mensch hingegen gänzlich frei von Schuldgefühlen, würden sich auch alle anderen »Störungen« in Wohlgefallen auflösen. Denn wie sollen uns Ängste, Wut oder Selbstzweifel überkommen, wenn wir uns keinerlei Schuld bewusst sind?

So ist für Gerhard Klügl die Schuldprogrammierung das alles entscheidende Thema. Über 70 Prozent seiner Klienten haben auf die eine oder andere Weise Blockaden oder Störungen in der Aura, die genau darauf zurückzuführen sind. Aus diesem Grund stellt das Auflösen von alten Verpflichtungen wie Eiden und Gelübden einen wesentlichen Bestandteil seiner aurachirurgischen Behandlung dar.

Wie für viele andere Geistheiler auch liegt für Klügl die Hauptursache von Krankheit letztlich fast immer im Hypothalamus. Wenn es gelingt, hier in der Aura karmische Erinnerungen aufzulösen, ist die Behandlung unmittelbar in der Nähe erkrankter Organe oder anderer Regionen des Körpers gar nicht mehr nötig. Die Korrektur vollzieht sich dann nämlich in der Hierarchie gewissermaßen schon an oberster Stelle und verändert die gesamte Informationsstruktur des Organismus wie beim Dominoeffekt bis hinunter auf Zellebene.

Abtasten, gezieltes Heilen, Auflösen alter Gelübde

Der Ablauf einer Aurabehandlung bei Gerhard Klügl gliedert sich in drei Phasen: das *Abtasten* der Aura, um grundsätzliche Blockaden aufzuspüren, die gezielte *Behandlung* konkreter Beschwerden sowie das *Auflösen* von Eiden und Gelübden.

Klügl vergleicht das Abtasten der Aura zu Beginn jeder Sitzung mit der Tätigkeit eines Archäologen, der zuerst die oberen Erdschichten abträgt, um nach und nach an die unteren zu gelangen. Ziel dieses Vorgangs ist es, Energieblockaden und Schwachstellen auf der Körperebene wie auch mögliche karmische Muster zu erkennen, die sich durch unterschiedliche Phobien wie beispielsweise Höhenangst, Klaustrophobie oder Furcht vor tiefem Wasser äußern können. Besonders wichtig ist dabei, dass Klügl keinerlei Vorabinformationen oder Krankheitsbeschreibungen erhält, sondern vollkommen frei von Vorstellungen und Erwartungen vorgeht. Durch sensorisches Erfassen taucht der Aurachirurg dann in ein tiefes Bewusstsein ein und geht über das morphogenetische Feld mit der Person in Resonanz. Zu diesem Zweck lässt er seine Hände mit geschlossenen Augen vor dem Körper des Betreffenden hinuntergleiten, ohne ihn zu berühren, bis er an möglichen Blockaden oder Stellen mit hoher Energieabstrahlung ähnlich wie bei einem kinesiologischen Reflex hängen bleibt. Für Klügl ist dies dann ein untrügliches Zeichen dafür, dass entweder positive oder negative »Anomalien« vorliegen. So könnte eine hohe Energieintensität im Halsbereich beispielsweise darauf hinweisen, dass die Mandeln entfernt wurden, eine Belastung auf der Schilddrüse besteht oder eine Neigung zu Erkältungskrankheiten vorliegt – oder aber einfach nur, dass die betreffende Person viel und gern singt.

Wenn Klügl die Aura eines Menschen abtastet, geschieht es auch, dass er mehr als nur Blockaden spürt. Ihm kommen dann intuitive Bilder und Informationen über die Person in Form von Namen, Symbolen, Stimmen, Tönen, ja sogar als Gerüche. Diese Botschaften sind dann so etwas wie ein »Bauchgefühl«, sie laufen wie ein innerer Film ab, kommen unvermittelt, scheinbar wahllos und ohne Sinn. So hatte Klügl in Landshut beispielsweise einmal die Aura einer Frau abgetastet, als ihm urplötzlich das Wort »Hopfen« in den Sinn kam.

Er fragte die Frau, was das bedeuten könne, und sie antwortete, dass ihr Großvater Hopfenhändler gewesen war. Und während Klügl noch versuchte, sich einen Reim darauf zu machen, hörte er abermals eine innere Stimme: »Mädchen, hast du auch genug zu trinken?« Er fragte, was denn nun dies bedeuten könne, und die Frau bestätigte ihm, dass sie ein Nierenleiden hatte und ihr Großvater stets sehr besorgt um sie war. Derlei spontane Wahrnehmungen kommen während einer aurachirurgischen Sitzung sehr häufig vor.

Manches lässt sich allerdings beim ersten Abtasten der Aura nicht immer eindeutig feststellen, und es bedarf eines Nachtestens. Die Reaktion des Klienten ist dann von besonderer Bedeutung, denn erst dadurch werden die Diagnose und das weitere Vorgehen klar. So kann ein Drücken in der Aura gegen die Bronchien zu Atemnot und einem Gefühl von Enge führen, was ein Hinweis darauf sein könnte, dass der Klient Angst vor tiefem Wasser hat und gemäß Klügls karmischer Symbolik in einem früheren Leben durch Ertränken gestorben ist. Sollte der Betreffende in einem solchen Fall auch unter schweren Beinen leiden, erhärtet sich der Verdacht, und Klügl kann in der feinstofflichen Energiehülle durch das symbolische Abschneiden der Bleigewichte an den Füßen wieder für Leichtigkeit sorgen. Über 70 Prozent aller schweren Beine konnten auf diese Weise behoben werden, und auch sonstige chronische Leiden wie Migräne, Allergien, Rückenverspannungen oder Erkrankungen im HNO-Bereich werden speziell in dieser ersten Phase des Auraabtastens geheilt. Meist jedoch sind sie nicht der wirkliche Anlass, Gerhard Klügl zu konsultieren, sondern schwerere Erkrankungen sind der Grund für einen Besuch.

Die zweite Phase der Aurabehandlung geht auf Grundlage eines Krankenberichts gezielt Probleme an. Zu diesem Zweck führt Klügl mit dem Kranken zuerst ein kurzes Gespräch. Anschließend tritt er dann über Körpermodelle oder -atlanten mit dem Körperfeld des Betreffenden in Resonanz, um die Quelle der Erkrankung aufzuspüren. Je nach Situation entscheidet sich hier, ob auch die Behandlung über ein Bild, ein Organmodell oder direkt in der Aura erfolgt und mit welchem chirurgischen Instrument gearbeitet werden soll.

Ein wesentliches Heilprinzip der Aurachirurgie ist es, den Menschen im Gesamten zu erfassen und seinen Organismus als komplexes Gefüge dynamischer Lebensenergiestrukturen zu begreifen. Wie ein TCM-Akupunkteur, der seine Sinne zur Diagnose von Störungsmustern in den einzelnen Meridianen und Organen nutzt und durch Setzen von Akupunkturnadeln die Lebensenergie wieder in Fluss bringt, beruht auch Klügls Nadelsetzen an Surrogaten auf dem Prinzip der Muskelentkrampfung. Klügl geht davon aus, dass Organbelastungen biophysikalisch zu Muskel- und Gewebebeeinträchtigungen führen, und versucht, die Herkunft eines Symptoms über neuralgische »Triggerpunkte« zu ermitteln und im Anschluss die entsprechenden Partien wieder zu entkrampfen – ein Prozess, der seinem Gegenüber nicht selten auch Tränen in die Augen treibt, obgleich doch alles »nur« in der Aura geschieht: Sobald Gerhard Klügl seine Nadeln am Modell oder im Bild an die richtige Stelle setzt, treten beim Betroffenen häufig reale Schmerzen auf, die sich allerdings nach kurzer Weile wieder verflüchtigen. So kann es mitunter an den behandelten Stellen, insbesondere bei Gelenkproblemen und Fehlstellungen, auch zu einem Kribbeln oder zu Wärmebildung kommen.

Klügl erzählt: »Alle zwei Jahre unterrichte ich in einem siebentägigen Kurs Aurachirurgie an einer Heilpraktikerschule in Finnland. 2009 bat man mich, einen Tag früher als geplant zu kommen, da man einen ›Spezialfall‹ für mich vorbereitet habe, der möglicherweise etwas mehr Zeit in Anspruch nehmen würde. Ich reiste also früher an und traf auf Miika, 35, der einen schweren Autounfall hinter sich hatte. Miika hatte ein Jahr zuvor Holzbalken auf seinem Pick-up transportiert und dabei einen schrecklichen Auffahrunfall gehabt: Die Balken durchschlugen beim Aufprall das Führerhaus und zertrümmerten seinen Nacken. Glücklicherweise konnte er von den Ärzten sehr gut ›wiederhergestellt‹ werden. Allerdings litt er seither unter chronischer Schlaflosigkeit, die ihn nicht länger als eine Stunde ohne Unterbrechung schlafen ließ. In der Nacht wachte er häufig auf und versuchte vergeblich, Schlaf zu finden.

Als ich Miika in der Aura überprüft hatte und keinerlei karmische Muster finden konnte, erzählte er mir von seinem Unfall und dass er eigentlich schon klinisch tot gewesen war. Ganze dreizehn Mal hatte man einen Defibrillator bei ihm einsetzen müssen, um sein Herz wieder in Gang zu bringen.

Nun wurde ich hellhörig: Wenn das Herz durch derart starke Stromschläge immer wieder angeregt worden ist, könnte es doch sein, dass sich bei den dabei verursachten gewaltigen Verkrampfungen und dem Zusammenziehen bestimmte Muskelfasern gar nicht mehr hatten entkrampfen können.

Spontan fasste ich deshalb den Entschluss, einen anatomischen Körperatlas zurate zu ziehen, und suchte eine Abbildung von den Kapillarmuskeln, welche die Herzklappen bewegen. Ich ließ Miika den Atlas halten, um eine Verbindung herzustellen, und drückte mit einer Nasensonde auf einen der Herzmuskeln. Prompt fuhr Miika hoch und schnappte schwer nach Luft. Da ich meinen Verdacht bestätigt sah, drückte ich nun etwas fester, woraufhin Miika nur noch heftiger reagierte. Ich verstärkte den Druck auf die entsprechende Stelle in der Abbildung, und bald röchelte Miika, wobei er sich wand und zappelte.

Sämtliche Anwesenden waren vollkommen verstört; ich glaube, sie hätten sogar am liebsten den Raum verlassen, so gespenstisch erschien ihnen das Ganze. Ich aber wusste, dass ich nun den ›Triggerpunkt‹ erwischt hatte, also genau diejenige Stelle, wo der Muskel verhärtet war, und drückte umso fester – so lange, bis Miikas Röcheln langsam nachließ. Kurz darauf war die Verkrampfung an jenem Punkt gelöst. Und so fuhr ich fort, in ebenderselben Weise, und löste ein ums andere Mal noch drei weitere Stellen, bis Miika wieder frei und entspannt atmen konnte.

Monate später erhielt ich dann eine E-Mail, in der mir Miika mitteilte, dass er nun vollkommen problemlos wieder durchschlafen könne, ohne aufzuwachen.

Rückblickend bin ich mir deshalb ganz sicher, dass die vielen Elektrostöße für seine Wiederbelebung nachhaltig Stress ausgelöst hatten und dass aufgrund dessen der komplette Herzrhythmus nicht mehr stimmte. Darin lag der Grund, warum Miika beim Schlafen nicht mehr ›zur Ruhe gekommen war‹.«

Im Laufe der zweiten Phase einer Aurasitzung kommen unterschiedliche chirurgische Instrumente zum Einsatz. Die Auswahl des geeigneten Werkzeugs trifft Klügl intuitiv. Um beispielsweise eine Injektion in der Aura zu setzen, hält er eine Spritze mit geschlossenen Augen vor sein Stirnchakra und verinnerlicht den feinstofflichen Gedanken. Bei diesem Vorgang geht Klügl gewissermaßen mit der universellen Apotheke einer geistigen Welt in Resonanz. Er ruft von dort das benötigte »Heilmittel« ab und zieht es anschließend mit der Spritze so lange auf, bis die Kolbenbewegung wie von selbst anhält. Dann nähert sich Klügl der Problemregion, setzt die Nadel an und drückt vorsichtig den Kolben. Wenn dieser sich leicht und ohne Widerstand bewegen lässt, ist es die richtige Stelle – wenn nicht, muss woanders angesetzt werden.

So vollendet Klügl jede Behandlung intuitiv in vollkommener Resonanz mit dem Universum und dem jeweiligen Heilprinzip: Auflösen, Nachfüllen, Absaugen, Unterstützen, Stärken, Heilen – jede Maßnahme erfordert ihr spezifisches chirurgisches Instrument. Sogar ein elektrisches Gerät zum Absaugen von Wunden setzt er manchmal ein, wenn die Notwendigkeit dafür gegeben ist.

Klügl berichtet: »Auf einem Kongress zum Thema ›Möglichkeiten der feinstofflichen Chirurgie‹ hielt ich 2008 ein Referat in Heiligendamm. Im Publikum befanden sich ausschließlich Ärzte und Heilpraktiker. Um meinen Vortrag möglichst anschaulich zu gestalten, fragte ich geradewegs in die Runde, wer chronische Probleme mit den Nasennebenhöhlen habe.

Eine junge Ärztin aus Wuppertal meldete sich und kam zu mir auf die Bühne. In bewährter Methode untersuchte ich ihre Aura nach karmischen Mustern: Ich machte den symbolischen Zugtest vor ihrer Nase und ihrem geöffneten Mund und zog mit einer Pinzette in ihrer Armbeuge. Sie reagierte jedes Mal heftig. Ich fragte sie, ob sie denn neben den Nasenproblemen auch einen empfindlichen Magen habe und ob vielleicht ihre Leber- und Gallenwerte erhöht seien. Sie bestätigte dies, und ich bat eine Therapeutin für Fußreflexzonenmassage aus dem Publikum auf die Bühne. Sie testete die Leberzone der Ärztin auf Druckempfindlichkeit, und auch da reagierte die Frau mit starkem Schmerz. Schließlich entfernte ich die Sonden, den Magenschlauch und die Nadeln aus ihrer Aura und tastete in einigem Abstand auf Höhe ihrer Leber. Auch das spürte sie.

Nun zog ich feinstofflich eine Spritze mit einem Stärkungsmittel für die Leber auf, um sie in die Vene der linken Armbeuge zu injizieren. Der Kolben ließ sich an der betreffenden Stelle jedoch keinen Millimeter bewegen, meine Finger waren plötzlich wie blockiert – ein untrügliches Zeichen für mich, dass es nicht die richtige Stelle war. Ich erinnerte mich daran, dass mir Dr. Stephan einmal erzählt hatte, in deutschen Krankenhäusern würden alljährlich zwischen 5000 und 7000 Menschen sterben, weil die Spritzen falsch gesetzt wurden, und gab daraufhin die Injektion direkt unterhalb des Rippenbogens. Diesmal ließ sich der Kolben problemlos drücken, und die Ärztin bestätigte mir sogar, dass sie bei dem Vorgang ein leichtes Ziehen verspürte. Wir machten abermals den Test mit der Fußreflexzone. Nun war die Ärztin nicht mehr druckempfindlich. Und anderntags erzählte sie mir begeistert, dass die Einstichstelle noch deutlich zu sehen war, wo ich sie in der Aura gespritzt hatte.«

Neben Körpersurrogaten und chirurgischen Instrumenten spielt auch die sogenannte nichtlineare Systemanalyse eine wichtige Rolle in der Aurabehandlung nach Gerhard Klügl. Mit diesem computergestützten Messsystem sollen nicht nur Organbelastungen, sondern auch karmische Verstrickungen festgestellt werden. Das Funktionsprinzip basiert auf der Global-Scaling-Theorie[17], einer natürlichen Eigenresonanz aller Dinge, die auf feinster subatomarer Ebene über ein stehendes Schwingungsfeld verbunden sind. Nach grenzwissenschaftlichen Erkenntnissen wirkt dieser permanente Schwingungsprozess sozusagen »im Hintergrund«, weshalb er auch »Hintergrund-« oder »weißes Rauschen« genannt wird. In jenem Rauschen ist demzufolge alles enthalten und in Resonanz, unter anderem die gewebe- und organspezifischen Frequenzen des menschlichen Organismus.

Die nichtlineare Systemanalyse kann nun diese Frequenzen abrufen, körperliche Belastungen aufzeigen wie auch eine Analyse mental-biologischer Zusammenhänge liefern. So überprüft Klügl dank dieses Systems einerseits alle körperlichen Funktionen, im Speziellen erkrankte Partien, sowie andererseits mögliche Therapien oder Medikamente schon vor ihrer Anwendung auf potenzielle Wirkungen und Nebenwirkungen, da die Information der jeweiligen Behandlung im Schwingungsfeld mit den Organismusfrequenzen in Resonanz geht und reagiert. Die nichtlineare Systemanalyse ist damit für Klügl ein unverzichtbares Instrument, um Behandlungsergebnisse in einer Vorausschau »proaktiv« abzulesen und die richtige Therapie zu ermitteln.

Klügl erzählt: »Paul Bonz, 86, aus Stuttgart kam zu mir nach Forstenberg in die Praxis von Dr. Stephan. Er berichtete von einem Prostataproblem und dass er des Nachts beinah stündlich aufstehen müsse, um zur Toilette zu gehen. Der Mann war von der nächtlichen Ruhelosigkeit sichtlich in Mitleidenschaft gezogen, in seinem Gesicht waren deutlich die Folgen seiner Schlaflosigkeit zu erkennen. Einen gesunden und erholsamen Schlaf schien er lange nicht mehr genossen zu haben.

Ich testete ihn umgehend mit der nichtlinearen Systemanalyse, und tatsächlich lag eine starke Belastung im Bereich Unterleib/Genitalien vor. Alle meine bisherigen Erfahrungen hatten gezeigt, dass bei Prostataleiden im Wesentlichen nur zwei alte karmische Muster eine Rolle spielen können: entweder eine Kastration oder eine Sepsis nach einer Beschneidung, beides resultierend aus einem früheren Leben.

Ich fragte den Mann daraufhin, ob er gern singe, und er verneinte dies aufs schärfste, fast so, als hätte ich ihn gefragt, ob er etwa noch am Daumen lutsche. Er erzählte mir, dass er zwar leidenschaftlich gern Geige spiele, aber Singen sei wirklich nie ein Thema für ihn gewesen. Aufgrund dieser extremen Reaktion war mein Verdacht erhärtet.

Oft kann sich der Körper noch an eine Kastration in einem früheren Leben erinnern – die im Übrigen recht häufig vorkam, zum Beispiel, weil noch bis zur Mitte des 19. Jahrhunderts in der katholischen Kirche Knaben mit einer schönen Stimme entmannt wurden. Nicht selten starben diese dann an einer Blutvergiftung oder Ähnlichem, weil der chirurgische Eingriff und die hygienischen Bedingungen unzureichend waren. Wenn jemand nun eine solche Todeserinnerung mit sich trägt, hegt er oftmals eine tiefe Abneigung gegen das Singen, weil er gewissermaßen abgespeichert hat, dass das Singen ja ›lebensgefährlich‹ sein kann.

Um meinen Verdacht zu überprüfen, testete ich Paul Bonz mit der nichtlinearen Systemanalyse. Dieses System gibt mir die Möglichkeit, freien Text einzugeben und das jeweilige Organ über den Computer direkt zu befragen. Ich gab also ein: ›Kastration in Vorleben invers‹, und das System gab tatsächlich eine Verbesserung des Prostataleidens mit über 75 Prozent an. Damit stand für mich fest, dass ich richtiglag. Ich musste nur noch über das Organmodell die Hoden mit Samensträngen und Blutgefäßen wieder annähen. Über Drucktesten am Modell und die entsprechenden Reaktionen meines Patienten fand sich auch schnell die Stelle, an welcher die Hoden einst abgetrennt worden waren. Ich ließ ihn daraufhin das Modell eines Hodensacks halten und nähte an der betreffenden Stelle symbolisch alles wieder zusammen.

Seit seiner ›Hodenoperation‹ im Jahr 2007 kann Paul Bonz wieder problemlos durchschlafen, ohne von nächtlichem Harndrang gequält zu werden. Er erzählte mir kürzlich, selbst wenn er vor dem Zubettgehen mal etwas mehr Flüssigkeit als üblich zu sich nehmen sollte, müsse er höchstens ein Mal nachts aufstehen. Ansonsten aber sei sein Prostataproblem vollständig behoben.

Ich freue mich für ihn und wünsche ihm alles Gute!«

Im abschließenden dritten Teil einer Aurabehandlung geht es darum, alte Eide und Gelübde aufzulösen, denn wie gesagt sind sie oft die Hauptursache für gesundheitliche Störungen wie auch für allerlei Geschicke und Missgeschicke im Leben. Unter Eiden und Gelübden versteht Gerhard Klügl nicht nur sämtliche persönlichen Glaubenssätze oder Selbstverpflichtungen, sondern auch übernommene Dogmen, die kulturell oder karmisch bedingt sind. Auch hier kommt die nichtlineare Systemanalyse zum Einsatz. Mit ihr überprüft Klügl, ob hinter organischen Störungen karmische Muster stecken und an welcher Stelle sie auftreten. Kernstücke seiner Untersuchung sind dabei die endokrinen Drüsen wie die Hirnanhangs-, die Schild- und Nebenschilddrüse, die Nebenniere, die Bauchspeicheldrüse wie auch die Hoden oder Eierstöcke oder aber der Hypothalamus, wo Krankheits- beziehungsweise Schuldprogramme verankert sind. Liegen Belastungen auf einem dieser Organe vor, weist das stets auf karmische Erkrankungen hin.

Die Überprüfung einer solchen Belastung erfolgt durch einen kinesiologischen Test: Klügl lässt den Betreffenden die Hand auf den Solarplexus legen und nachsprechen: »Ich habe Schuld.« Dann versetzt er ihm einen leichten Schubs. Wenn der Klient dabei ins Wanken gerät, steht für Klügl fest, dass er unter Stress und mit dem Schuldprinzip in Resonanz steht.

Was die Ursache dafür ist, lässt sich schließlich mithilfe der nichtlinearen Systemanalyse ermitteln: Klügl gibt seinen Verdacht, welcher Grund für die Organbelastung vorliegen könnte, »invers« ins System ein, zum Beispiel

»Minderwertigkeitsgefühl invers«, und erhält im Falle einer Verbesserung der Werte umgehend die Bestätigung. Nun kann mit dem Auflösen des falschen Glaubenssatzes begonnen werden – mit einer sogenannten Gelübdeurkunde, die Klügl 2001 zusammen mit Dr. Karl Erdt aus Niederbayern in akribischer Kleinarbeit entwickelt hat, indem sie über ein halbes Jahr Wort für Wort Begriffe kinesiologisch durchprüften, bis endlich der finale Wirktext gefunden war. Dank dieser Urkunde kann der Betroffene nun die eigene Vergangenheit segnen und sich »offiziell« von jeglicher Schuld freisprechen.

Mit diesem letzten symbolischen und sehr entscheidenden Akt ist die aurachirurgische Behandlung schließlich beendet – es sei denn, Klügl möchte ganz sichergehen und mit einem kinesiologischen Test nochmals überprüfen, ob der Klient dann auch tatsächlich von alten Eiden oder Gelübden entbunden ist. In diesem Fall lässt er ihn laut nachsprechen: »Ich sage Ja zu meiner Vergangenheit und segne sie«, und versetzt ihm erneut einen leichten Schubser. Wenn der Klient dabei »stabil« bleibt, ohne zu wanken, gibt es keine alten Eide und Gelübde mehr – und er steht dann im wahrsten Sinne zu allem, was er je getan hat.

Die medizinische Praxisassistentin Jasmin, 30, aus Basel berichtet: »Gerhard Klügl testete kinesiologisch, ob bei mir noch alte Gelübde präsent waren, da er zuvor eine Schilddrüsenbelastung festgestellt hatte, wie er sagte. Ich reagierte auf den Test positiv, und Herr Klügl gab mir eine Urkunde zum Ausfüllen, um mich von diesen Gelübden oder Eiden zu entbinden. Ich las sie mir durch, einen um den anderen Punkt – darunter eine Aufzählung unterschiedlicher Arten von Gelübden –, und plötzlich brach ich in Tränen aus. Ich konnte es nicht unterdrücken, es kam einfach. Einige der Gelübde gingen irgendwie ganz tief. Ich las sie immer wieder, bestimmt vier, fünf Mal, und konnte gar nicht glauben, mich jetzt von ihnen befreien zu können. Allmählich kam ich dann zur Ruhe, konnte wieder durchatmen und fühlte mich wie erlöst. Ich hatte es hinter mir.

Alles in allem dauert eine Behandlung durch Gerhard Klügl selten länger als eine Stunde. Der Grund hierfür ist nicht, dass der Aurachirurg dann womöglich erschöpft wäre, sondern weil die Aura bei den meisten Menschen durch das massive Auftreffen von feinstofflichen Informationen im Laufe der Sitzung nachlässt. Die Aufmerksamkeit des Kranken wird dann schwächer, er verkrampft und spürt nicht mehr genau oder meint Dinge zu spüren, die gar nicht da sind. Aus diesem Grund möchte Klügl die Einwirkung auf den Körper nicht übertreiben.

Im Zweifelsfall löst er nur die wichtigsten Blockaden und gibt alle notwendigen Impulse, um die Selbstheilung des Körpers über die Behandlung hinaus zu aktivieren – ohnehin hat ja der Kranke mit der Aurasitzung eine so intensive Erfahrung gemacht, dass sie automatisch auf den ganzen Körper nachwirkt.

Klügl berichtet: »Eine der kuriosesten Sitzungen, die ich je hatte, war die Behandlung der 38-jährigen Elke aus

Schweinfurt. Sie hatte mich damals gebeten, ihre Gebärmuttersenkung zu beheben.

Oha! Das war nun das erste Mal, dass ich feinstofflich ›im Genitalbereich‹ arbeiten sollte; wie nah geht man bei einer aurachirurgischen Behandlung denn überhaupt ›ran‹, ohne die Intimsphäre zu verletzen? Ich überlegte noch immer, wie ich mich dem Thema am besten nähern sollte. Da setzte sich Elke auch schon aufs Sofa und spreizte die Beine.

›Kommen Sie, Herr Klügl, ich habe ja Jeans an‹, meinte sie salopp. Und so kniete ich mich vor ihr auf den Boden, während sie wie auf einem Gynäkologenstuhl die Beine hochnahm und auf den Tisch hinter mir abstützte, ich dazwischen. Ungeachtet dieser zugegebenermaßen ziemlich unkonventionellen Form der Geistheilung brachten wir die Behandlung doch zu einem guten Ergebnis. Ich machte bei Elke im Unterbauch einen Querschnitt, griff mit meiner Hand in der Aura ›hinein‹, hob die Gebärmutter an und nähte sie wie mit Bändern hinten an der Rückenmuskulatur fest.

Elke ist seitdem beschwerdefrei, und ich bin um eine wunderbare Erfahrung reicher – danke, Elke!«

Resonanz, Heilung, Nachhaltigkeit – Chancen und Grenzen der Aurachirurgie

Die Aurachirurgie kann all das effektiv behandeln, was auch mit der klassischen Chirurgie behandelt wird. Hierzu zählen im Wesentlichen jegliche Beschwerden des

Bewegungsapparats, insbesondere Rückenprobleme, und Organerkrankungen, Entzündungen, Allergien sowie auch energetische Blockaden. Grundvoraussetzung für Heilung ist dabei immer, dass der Kranke auf den Heiler reagiert und der Körper gewissermaßen sein Einverständnis zur Heilung erteilt. Das klingt vielleicht befremdlich, ist aber doch im Grunde die Basis jedweder Heilung, auch in der klassischen Medizin.

Unter den unzähligen Therapiemöglichkeiten hat jede ihre Berechtigung: Der eine schwört auf alternative Methoden, der andere bleibt grundsätzlich bei der Schulmedizin. Wichtig ist bei allem, sich nicht innerlich gegen eine Methode zu sträuben, um mit den jeweiligen Wirkmechanismen in Resonanz gehen zu können.

Die Zahl derer, die mit Gerhard Klügl in Resonanz gehen, ist sehr hoch – gemessen daran, dass sie während einer Behandlung körperliche Reaktionen zeigen. Bei fast jedem Klienten konnte er auf die eine oder andere Art und Weise etwas erreichen, sei es in Form einer Linderung der Beschwerden oder sogar durch völlige Heilung – was in etwa bei sechs von zehn Krankheitsfällen eintrifft. Hierzu zählen auch Spontanheilungen vermeintlich unheilbarer Fälle oder Klügl-typische Wunderbehandlungen, bei denen die Klienten erst auf Krücken in die Praxis kommen und sie dann ohne Stützen wieder verlassen – oder es geschieht, dass vereiterte Mandeln, Nieren- oder Gallensteine nach der Sitzung plötzlich einfach verschwunden sind.

Hierzu eine kleine Anekdote von Gerhard Klügl: »Hans aus Rosenheim, 84, kam nur mühsam mit seinen Krücken die steile und enge Treppe zum Behandlungszimmer hoch. Vor der Sitzung stellte er die Krücken in unserer Garderobe ab, und ich behandelte ihn. Hans litt unter einer Rückgratverkrümmung und konnte nicht aufrecht gehen oder nur unter Schmerzen gerade stehen. Nach etwas über einer Stunde war die Behandlung beendet. Hans stand auf, und augenblicklich kam ihm ein Lächeln übers Gesicht. Er war vor Freude völlig aus dem Häuschen, ging überglücklich im Zimmer herum, machte vorsichtige Bewegungsübungen und eilte nach einem herzlichen Dankeschön, so schnell er konnte, hinaus in die neue Freiheit. Seine Krücken stehen immer noch dort, wo er sie einst abgestellt hat. Ich habe sie aufgehoben – man weiß ja nie, wer sie vielleicht einmal brauchen könnte.«

Von den 60 Prozent der Klienten, die durch Aurachirurgie geheilt wurden, blieben ungefähr die Hälfte auch dauerhaft beschwerdefrei. Die anderen 50 Prozent erlitten nach kurzer Zeit wieder einen Rückfall. Die Gründe hierfür können vielfältig sein. Zum einen kann Krankheit ja auch als Machtmittel eingesetzt werden, um Druck auf andere auszuüben oder Mitleid und Aufmerksamkeit zu erregen, zum anderen spielen häufig psychische Faktoren eine Rolle. Wenn ein Heilerfolg sich wieder ins Gegenteil verkehrt, hängt das meist damit zusammen, dass alte Lebensumstände und Verhaltensmuster noch immer stärker waren. Oder auch weil Glaubenssätze und die eigene subjektive Wirklichkeit nicht den Wirkmechanismen der angewandten Heilmethode entsprechen. In anderen Worten: Wem die innere Bereitschaft fehlt, Heilung für möglich zu halten, der bleibt krank.

Hierzu kann ich ein persönliches Beispiel anführen: Im Zuge der zahlreichen Interviews mit Patienten, Ärzten und Wissenschaftlern sowie der Aufarbeitung von Heilfällen und Forschungsergebnissen für dieses Buch bot sich unerwartet die Gelegenheit, Klügls Fähigkeiten hautnah und in eigener Sache zu testen. Anlass war meine Mutter Hella, die schon seit Jahren unter einer Verengung des Wirbelkanals (Spinalkanalstenose) und unter Gleitwirbeln (Spondylolisthese) litt. Ihre Rückenschmerzen hatten sich plötzlich derart verschlimmert, dass sie selbst unter dem Einfluss starker Schmerzmittel nicht mehr gehen konnte. Besonders problematisch war dabei, dass wir zuvor bereits sämtliche Register gezogen und klassisch wie alternativmedizinisch nichts unversucht gelassen hatten, um eine Verbesserung ihres Zustandes zu erreichen. Doch ganz gleich ob Akupunktur, ob Chiropraktik, ob Schmerzpflaster oder Schmerztherapie, meine Mutter erwies sich als sogenannter »Non-Responder«, also jemand, der auf keine Therapie anspricht und dem nur noch der Weg auf den OP-Tisch bleibt.

Anlässlich ihrer akuten Schmerzen unterbreitete ich ihr den Vorschlag, Klügl aufzusuchen, was sie mit äußerst gemischten Gefühlen zur Kenntnis nahm. Sich neuen medizinischen Konzepten zu öffnen fiel ihr schwer, insbesondere weil sie über dreißig Jahre in der Pharmaziebranche tätig war und sehr der klassischen Schulmedizin vertraute. Dennoch fuhren wir nach einer kurzen Bedenkzeit in die schöne Schweiz zu Gerhard Klügl.

Die Behandlung begann vielversprechend. Klügl entdeckte bei meiner Mutter schon sehr bald eine Differenz in den Beinlängen, von der sie bereits wusste. Im Nu war das erforderliche Vertrauen hergestellt, und er nahm den Körperatlas zur Hand. Auf einer Abbildung der menschlichen Wirbelsäule begann er mit einer Sonde nach Schmerzpunkten zu suchen. Gebannt verfolgte ich jeden seiner Handgriffe in der Hoffnung auf eine wenn auch noch so geringe Reaktion meiner Mutter. Und dann passierte es, urplötzlich fuhr sie im buchstäblichen Sinne wie von einer Nadel gestochen auf – Klügl hatte einen Volltreffer gelandet! Ich konnte es kaum glauben: Meine eigene Mutter, die ich von Kindesbeinen an stets nur von Medikation, Indikation, Applikation und Kontraindikation hatte sprechen hören, reagierte vor meinen Augen auf ein Nadelpieken in einen Körperatlanten!

Klügl wiederholte den Stich, und sie zuckte erneut zusammen. So ging es noch diverse Male, bis er mit kreisenden Bewegungen der Sonde auf den jeweiligen Schmerzpunkten einen nach dem anderen aufgelöst hatte. Im Anschluss an diese Prozedur ließ er meine Mutter noch alte Eide und Gelübde auflösen und beendete dann die Sitzung.

Erwartungsvoll fragte ich nach, ob sie sich nun besser fühlte. Leider jedoch war dem nicht so, und ich muss gestehen, dass meine vorangegangene Euphorie beinah ebenso schnell verflog, wie sie mich überwältigt hatte. Klügl aber blieb unbeeindruckt und meinte nur, man müsse abwarten – es sei noch zu früh für voreilige Schlüsse. So begleiteten wir meine Mutter kurz darauf zum Zug und widmeten den Rest des Wochenendes unserer Buchbesprechung.

Wir hatten gerade erst ein paar Stunden gearbeitet, als ich eine SMS meiner Mutter erhielt: »Bin gut angekommen und wie ein junges Mädchen aus dem Zug gesprungen. Alle Schmerzen weg, tausend Dank!« Umgehend erzählte ich Klügl davon. Wir freuten uns natürlich sehr, denn etwas Besseres hätte auch im Sinne des Buches nicht passieren können. Dennoch blieb Klügl auch diesmal zurückhaltend und sagte, man solle den Tag nicht vor dem Abend loben. Ich verstand nicht recht, was er damit meinte, entschied mich aber, nicht weiter darüber nachzudenken – schließlich wollte ich mir mein Glücksgefühl nicht wieder nehmen lassen.

In der folgenden Woche schickte mir meine Mutter eine weitere SMS: »Alles gut – hoffe nur, dass es auch wirklich so bleibt.« Und ein paar Tage darauf: »Noch geht's mir gut. Wenn mal bloß die Schmerzen nicht wieder zurückkommen!« Mir war zwar zu jenem Zeitpunkt durchaus nicht entgangen, dass sie im Vergleich zu ihrer ersten SMS einen wesentlich ängstlicheren Ton angeschlagen hatte, dennoch hatte ich mir immer noch nichts Schlimmes dabei gedacht.

Ich kehrte nach München zurück und rief erst Tage später bei meiner Mutter an. Die Grabesstimme, mit der sie dann antwortete, ließ mich allerdings augenblicklich erahnen, was geschehen war: Ja, die Schmerzen seien zurückgekehrt, ganz plötzlich, aber es sei ja eigentlich auch von vornherein klar gewesen, und überhaupt brauche sie es eben klassisch medizinisch!

Ich ließ sie klagen, bis sich ihre Resignation erschöpft hatte. Leise Enttäuschung stellte sich dann auch bei mir ein, und ich sprach ihr nur halbherzig Mut zu, denn insgeheim wusste ich, dass die Aurachirurgie bei meiner Mutter nicht nachhaltig gewirkt hatte. Warum? War nicht zu Anfang alles wunschgemäß verlaufen? Wieso dieser plötzliche Rückfall, jetzt, nach fast einer Woche?

Die Antwort darauf sollte ich Wochen später erhalten, als ich eine ehemalige Klientin Klügls für ihren Beitrag im Buch interviewte, die unter einem ganz ähnlichen Rückenleiden litt. Kurz bevor wir fertig waren, fragte ich ganz spontan, ob sie denn nach der Behandlung nie Angst gehabt habe, dass ihre Rückenschmerzen wiederkommen könnten. Die Frau sah mich total entgeistert an, dies schien ihr ein völlig abwegiger Gedanke zu sein. Sie schüttelte den Kopf. Natürlich habe sie keine Angst gehabt, schließlich sei die Heilwirkung der Behandlung doch eindeutig zu spüren gewesen. Ich stutzte – das war so ganz und gar nicht dieselbe Reaktion wie bei meiner Mutter.

Ich beschloss deshalb, diesen Punkt in Klienteninterviews künftig zur Sprache zu bringen. Und siehe da: Nicht ein Einziger von all jenen, die dauerhaft durch Klügl geheilt werden konnten, hatte auch nur eine Sekunde damit gerechnet, dass die Erkrankung wiederkehren würde. War das ein Hinweis auf den Grund des Scheiterns bei meiner Mutter?

Zusammen mit Klügl habe ich die Aufnahmen aller Interviews wieder und wieder abgespielt und versucht, »zwischen den Zeilen« zu hören. Wir haben zahlreiche Aussagen miteinander verglichen und festgestellt, dass es für den dauerhaften Erfolg einer Therapie notwendig scheint, Heilung unbewusst für möglich zu halten – die subjektive Wirklichkeit meiner Mutter und ihr innerer Glaube an die klassische Schulmedizin wirkten den Heilmechanismen der Aurachirurgie demnach schlicht und ergreifend entgegen. Obwohl Heilung zunächst eingetreten war, konnte ihr Unterbewusstsein sie nicht akzeptieren. Wer im tiefen Glauben verhaftet ist, er benötige eine »klassisch medizinische« Behandlung, kann durch Geistheilung nicht geheilt werden, sondern nur auf schulmedizinische Weise – es ist gewissermaßen eine Art sich selbst erfüllender Prophezeiung.

Leider lässt sich die subjektive innere Wirklichkeit kaum beeinflussen, und unbewusste Glaubenssätze kann man nur schwer »in die richtige Richtung lenken«, um solche Rückfälle zu vermeiden. Manchmal scheint Leid aber auch einfach nur notwendig, um an einen ganz bestimmten Punkt einer inneren Entwicklung zu gelangen – wie bei einem Alkoholiker, der zwar eine Entziehungskur macht, aber seine Verhaltensmuster nicht ändert. Er wird so lange wieder zur Flasche greifen, bis in ihm das Bewusstsein reift, um zu verstehen, was wirklich mit ihm vorgeht. Das Problem bei allen diesen unbewussten Vorgängen ist immer, dass mit willentlicher Anstrengung ein seelischer Inhalt nicht umgekehrt werden kann. Die Zeit muss »reif« sein, und »es muss passen«. Die Aurachirurgie ist eine von zahlreichen wissenschaftlich nicht erklärbaren Disziplinen der Geistheilung. Doch sie ist im Grunde nicht viel unglaubwürdiger oder paranormaler als die Homöopathie – ob ein Aurachirurg mit Körperatlas oder ein Heilpraktiker mit Wünschelrute arbeitet, die Grenzen komplementärer Therapiemethoden verschwimmen. Es gibt so viele Heilkonzepte wie Lebensentwürfe. Jeder muss dasjenige herausfinden, das zu ihm passt.

Großen Kummer bereitet Gerhard Klügl dagegen die eigene Machtlosigkeit bei Krebs. Leider kann auch die Aurachirurgie hier den Krankheitsverlauf im besten Falle nur verzögern oder schmerzlindernd einwirken. Auch wenn Klügl schon durch Handauflegen Heilimpulse geben konnte, war doch der Tumor in der Aura oftmals noch nicht einmal spürbar. Klügl geht davon aus, dass die Zusammenhänge einfach zu komplex sind, da die Erkrankung meist in Kombination mit psychischen Ursachen zu sehen ist. Krebs ist dabei so etwas wie ein letztes Alarmzeichen, eine Warnung, mit psychischen Konflikten endlich ins Reine zu kommen. Gelingt das nicht, führen Energieblockaden und seelische Krämpfe über längere Zeiträume im Körper unausweichlich zu Schädigungen.

So erinnert sich Klügl eines Falles, als ihn während eines USA-Aufenthalts eine Frau mit Krebs im Endstadium aufsuchte. Sie wohnte in Toronto und fuhr stolze 4000 Kilometer extra für eine Behandlung zu ihm nach Arizona. Leider konnte er nur wenig für sie tun, er legte ihr die Hände auf, und dann fuhr sie wieder. Wochen später erhielt er schließlich die Nachricht, dass ihr Krebs zurückgegangen war, und wiederum einige Zeit danach soll sie gar vollends geheilt gewesen sein. Es bleibt Spekulation, wie das genau vor sich gegangen sein mag, zu einem gewissen Teil liegen die Gründe sicher in der mehrtägigen Autofahrt, in der verzweifelten Hoffnung auf Heilung und in einem besonderen Vertrauen in Klügls Fähigkeiten. Möglicherweise war die lange Fahrt ja auch eine Art persönlicher Heilweg, der kaum etwas mit seiner Behandlung zu tun hatte, sondern lediglich die eigene Heilenergie zum richtigen Zeitpunkt aktivierte.

Trotz dieses und einiger weiterer überraschender Heilerfolge kann die Aurachirurgie bei der Behandlung von Krebs im Vergleich zu anderen Krankheiten wenig beitragen. Dasselbe gilt auch für Querschnittslähmung, wo es meist gar nicht erst gelingt, mit dem Körper in Kontakt zu treten, ebenso für klassische Augenleiden wie die Kurz- und Weitsichtigkeit.

Manches ist mit Aurachirurgie leichter zu heilen und manches schwerer. Mit einer Quote von 30 Prozent nachhaltiger Heilung schon nach der ersten Sitzung stellt sie in jedem Fall eine feste Größe unter den alternativen Heilmethoden dar. Hinzu kommen noch jene Heilerfolge, die dank einer Nachbehandlung durch Spezialisten anderer Fachbereiche eintraten. So empfiehlt Klügl beispielsweise bei organischen Problemen und bei bakteriellen Erkrankungen eine ergänzende Betreuung durch die Homöopathie und bei Rückenproblemen die Osteopathie sowie die Kraniosakraltherapie. Fernbehandlungen allerdings macht Klügl grundsätzlich nicht, weil es für ihn wichtig ist, den Menschen zu begegnen und direkten Kontakt mit ihnen herzustellen.

Aurachirurgie: Vernetzte Ursachenfindung und Behandlung

Fall 1: Wenn Rücken- und Darmbeschwerden zusammenhängen

Marianne Stierkorb musste lachen, denn solch einen »Chirurgen« hatte sie noch nie gesehen. Nett war er ja und sehr sympathisch in seinem gelben Pullunder – doch wie er da mit seinen virtuellen Instrumenten an ihrem Ellbogen herumhantiert und an irgendwelchen Schrauben in der Luft gedreht hatte, das war schon wirklich belustigend.

»Ja, ja, lachen Sie nur«, schmunzelte Gerhard Klügl. »Sie werden gleich noch mehr lachen können, wenn Sie keine Schmerzen mehr im Arm haben.« Er drehte eine letzte Schraube noch ein wenig nach. »Sooo, Frau Stierkorb, und jetzt den Arm eine Weile nicht durchdrücken, sonst reißt die Naht.«

Wieder Kichern. Klügl lachte mit. Schließlich platzierte er sein Operationsbesteck wieder auf seinem Tischchen und bat Marianne aufzustehen. Mit geschlossenen Augen überprüfte er ihre Aura. Er blieb auf Höhe ihres Bauchs hängen und überlegte.

Ob sie Darmprobleme habe? – »Aber ja.« Sie war drei Jahre zuvor wegen Ausstülpungen operiert worden.

»Divertikel. Sie wissen schon, Herr Klügl, und dann vor einem Jahr schon wieder, da war es ein Verschluss, böse Sache, aber jetzt ist alles wieder gut.« – »Wirklich?« – Nun, natürlich müsse sie Medikamente nehmen, und einen Reizdarm habe sie auch davongetragen, aber alles in allem habe sie wohl in der Tat noch Glück gehabt. Frau Stierkorb machte eine Geste der Erleichterung.

Der Aurachirurg nickte verständnisvoll und ging hinüber zu seinem Anatomiemodell. Er entnahm dem Bauch des Modells eine Nachbildung des Darms und drückte sie ihr in die Hand. Mit einer Sonde tastete er vorsichtig darauf herum. Frau Stierkorb beobachtete ihn aufmerksam.

Er blickte hoch: »Tut's weh?« – Sie schüttelte den Kopf. – »Hier?« – »Nein.« – »Und hier?« – Kopfschütteln. – »Hier?« – »Nein.« – »Hier?« – »Auch nicht.« – »Hm«, dann müsse er es eben anders machen.

Klügl erhob sich und ging zu seinem Schreibtisch. Er legte das Darmmodell beiseite und blätterte in einem Körperatlanten. »Sooo, mal sehen«, murmelte er.

»Was suchen Sie denn?«, fragte Marianne Stierkorb. »Ist etwas nicht in Ordnung?«

»Alles in bester Ordnung, ich suche nur Ihren vagabundierenden Nerv«, erwiderte er und lächelte.

Marianne zuckte mit den Schultern. Was denn mit ihrem vagabundierenden Nerv los sei, wollte sie wissen.

Nun, der Vagusnerv sei an der Regulation der Tätigkeit fast aller inneren Organe beteiligt. – »Aha, ach!« – »Ja, besonders im Brust- und Bauchraum verlaufen viele seiner Nervenfasern.« – »Aha.« – »... und die steuern viele Reflexe.« – »Hm.« – »So«, und deshalb werde er gleich mal abklopfen, ob es irgendwelche Entzündungen gebe, er habe da so einen Verdacht.

Marianne nickte. Sie war beruhigt, irgendwie schien der Mann wirklich zu wissen, was er tat. Und Klügl fuhr langsam im Atlas mit der Sonde den Vagusnerv entlang.

»Au!« Frau Stierkorb zuckte zusammen. »Ja, hier tut es weh«, sagte sie, »sehr sogar. Ja ... und da auch – hier ebenfalls. Aua, da noch mehr ... o ja, und dort am meisten!«

»Sieh an, das ist ja eine wirklich interessante Stelle«, murmelte Klügl. »Das ist Ihr Zwölffingerdarm. Woll'n wir doch mal sehen, wo uns das hinführt.« Er blätterte weiter. Schließlich machte er ein zufriedenes Gesicht: »Hier, hier ist es«, sagte er und drückte mit der Sonde auf eine andere Stelle im Buch.

»Ahhh!« Frau Stierkorb fuhr hoch. »Das tut aber ganz schön weh. Was war denn das? Doch wohl nicht etwa mein Darm?«, stöhnte sie.

»Nein, Ihr neunter Brustwirbel, da gibt es eine Verbindung zum Darm«, erläuterte der Geistheiler und fragte, ob sie denn auch gelegentlich Rückenschmerzen habe.

Marianne Stierkorb winkte ab. »Na ja, schon«, aber das sei doch ganz normal in ihrem Alter und bei der vielen Gartenarbeit.

Schmerzen seien niemals normal, bemerkte Klügl entschieden und begab sich an den Computer. »Ich werde jetzt Ihr Duodenum überprüfen«, erklärte er und reichte Frau Stierkorb einen Kopfhörer, den sie etwas verwundert aufsetzte. Duodenum überprüfen, den Zwölffingerdarm?

Mit einem Kopfhörer? Daraufhin öffnete der Aurachirurg ein medizinisches Analyseprogramm und gab Daten ein. Eine schematische Abbildung des Zwölffingerdarms erschien, auf der gut zwei Dutzend Informationspunkte in verschiedenen Farben verteilt waren. Der Aurachirurg aktivierte das Programm, und sogleich begannen die Punkte in verschiedenen Formen und Farben zu blinken – manche wurden zu kleinen schwarzen Quadraten, manche zu orangefarbenen Dreiecken, andere erschienen als gelbes Fünfeck …

»Ah ja, wie ich mir dachte«, bemerkte Klügl zufrieden, als der Vorgang beendet war und alle Punkte ihre endgültige Form und Farbe eingenommen hatten. »Da, sehen Sie, hier haben wir eine Belastung, Frau Stierkorb.« – »Wo?« – »Hier: die schwarzen und braunen Punkte.« – »Ach.« – »Und ich kann mir auch schon vorstellen, warum.«

Klügl gab erneut einige Daten ein, und die Punkte erwachten wieder zum Leben. Nach einer kurzen Weile hatten sie neue Gestalt angenommen, nun waren weder schwarze noch braune Punkte mehr zu sehen. Klügl erhob sich freudestrahlend und ging hinüber zu seinem Tischchen.

»Sooo, 73 Prozent Verbesserung«, sagte er, während er nach geeignetem chirurgischem Besteck suchte. Dann trat er mit einer Pinzette und Klammer hinter Frau Stierkorb und suchte nach der richtigen Stelle am Rücken. »Dann werde ich Ihnen mal ein paar Schrauben an der Wirbelsäule nachziehen, damit Ihre Darmbeschwerden endlich verschwinden …!«

Nach ihrer Behandlung im Jahr 2006 bei Gerhard Klügl konnte Marianne Stierkorb fast alle Medikamente absetzen. Sie ist heute sowohl was den Rücken als auch den Darm betrifft weitestgehend beschwerdefrei.

Überlegungen aus Sicht der modernen Informationsmedizin

Im heutigen schulmedizinischen Betrieb findet eine zunehmende Entwicklung hin zur Spezialisierung statt. Ähnlich wie es bereits Chirurgen ausschließlich für Wirbelkörper, für das Knie oder die Schulter gibt, könnte bald für jedes Symptom, für jede Erkrankung und für jeden Körperteil ein anderer Fachmann zuständig sein. Der Grund dafür liegt sicherlich in der wachsenden Fülle an medizinischen Erkenntnissen und den rasanten technischen Neuerungen, die ein immer präziseres Eintauchen »in die Materie« erlauben. Doch bei allem Bestreben, noch tiefer ins Detail zu gehen, verliert man da nicht automatisch auch den Überblick?

Zusammenhänge, Abhängigkeiten und Wechselwirkungen gehen doch zwangsläufig verloren. So unterscheidet man inzwischen nicht mehr nur in chemische, physikalische oder emotionale Vorgänge im Körper, sondern bietet in zunehmendem Maße Insellösungen auf kleinstem Raum. Die unterschiedlichen medizinischen Disziplinen werden voneinander abgetrennt und gehen immer autarker vor – was speziell in der Diagnose deutlich wird.

Dr. med. Hendrik Treugut, emeritierter Chefarzt am Klinikum Schwäbisch Gmünd und Präsident der Deutschen Gesellschaft für Energetische und Informations-Medizin e.V. (DGEIM), bemängelt, dass man in der konventionellen Medizin zwar von Systemen im Körper spricht, von Nervensystem, Blutkreislaufsystem und so weiter, aber in Wirklichkeit den menschlichen Organismus in seiner Gesamtheit als System kaum wahrnimmt. Treugut definiert ein System als einen Zusammenschluss einzelner Teile, die miteinander in einer dynamischen Wechselwirkung stehen. Zu dieser Wechselwirkung gehöre ebenso, dass sich unter den Teilen eine Hierarchie einstellt und Aufgaben verteilt werden. In ähnlicher Weise geschehe dies nun auch mit den Zellen auf körperlicher Ebene. Alles hängt miteinander zusammen und steht in beständigem Austausch. Nimmt man beispielsweise die Leber mit ihren vielfältigen Funktionen, ist sie gleichzeitig Stoffwechsel- und Speicherorgan, Entgiftungszentrale und chemische Produktionsfabrik. Auf jeder dieser Funktionsebenen hat die Leber unterschiedliche Bedeutungen, Bezüge und Wechselwirkungen mit anderen organischen Systemen oder Körperteilen. Entsprechend kommt es bei einer Untersuchung der Leber darauf an, in welchem Zusammenhang, auf welcher Ebene oder Subebene man sie betrachtet.

Wie in der Sprache kann dabei die Information nur richtig verstanden werden, wenn man den Kontext und das Satzgefüge berücksichtigt und nicht nur das einzelne, isoliert betrachtete Wort – »Küche« beispielsweise hat zweifellos für die Inneneinrichtung eine völlig andere

Bedeutung, nämlich die eines Raumes mit Möbeln und Kochutensilien, als im Kontext eines Restaurantführers, wo die Speisen und ihre Güte eine entscheidende Rolle spielen. Für Hendrik Treugut wie für viele andere modern ausgerichtete Schulmediziner ist die Zukunft der Medizin eine Frage der Zusammenhänge, nicht der Trennung oder Spezialisierung.

Aber es gibt auch noch Zusammenhänge in einem weit übergeordneteren Sinne. In der Energiemedizin geht man beispielsweise davon aus, dass der Organismus aus verschiedenen Steuerungsebenen besteht, die sich jeweils kybernetisch stabilisieren. Hier findet das multidimensionale Modell seine Anwendung: Dieses stellt ein Ensemble aus mehreren Regulationsebenen dar, die den Menschen im Gesamtkontext aller – auch kosmischen – Einflüsse und nicht nur auf körperlicher Ebene definieren. Es gibt hinsichtlich der Anzahl der Ebenen verschiedene Theorien, in jedem Fall aber beginnen alle mit der strukturellen Körperebene, die in Unterebenen wie die der Zellebene oder der Ebene der Flüssigkeiten usw. unterteilt ist. Die zweite Ebene darüber ist die bioenergetische, elektromagnetische Ebene. Über ihr liegt die reine Informationsebene, darüber wiederum die psychische Ebene und ganz oben schließlich die Ebene des kosmischen Bewusstseins, die in gewissem Sinne für die göttliche Steuerung steht.

All diese Ebenen haben nun gemäß ihrer Hierarchie eine Weisungsbefugnis nach unten. Störungen, egal auf welcher Ebene, können zu Krankheiten führen. Wenn also auf der obersten Ebene beispielsweise eine karmische Verstrickung bestünde, könnte ein solcher Impuls von oben nach unten gehen und sich dort auf der körperlichen Ebene als Krankheit manifestieren. Andererseits könnte dann ein Heilimpuls in ebenderselben Weise auch zur Heilung beitragen, indem er auf psychischer Ebene neue Informationen liefert, die dann über energetische Prozesse wieder Ordnung im Körper herstellen.

Treugut sieht das Ziel insbesondere bioenergetischer Behandlungsmethoden darin, die Informationen zwischen den Ebenen zu verbessern, sodass ein solcher Heilimpuls »reibungslos« vonstattengehen kann. Hierzu müssten beste Bedingungen auf jeder Ebene hergestellt werden, zum Beispiel eine ausgeglichene Psyche, ein guter »Energiehaushalt« oder eine biochemisch und physikalisch intakte Körpermatrix, um quantenmechanische Prozesse ungehindert ablaufen zu lassen.

Das sprichwörtlich höchste Ziel sei jedoch, möglichst hoch auf den multidimensionalen Regulationsebenen einzuwirken, da die »Steuerungskompetenz« von oben nach unten wirkt. Wenn es gelingt, auf »höchster Instanz« in die kosmische Steuerung einzugreifen, kann Heilung gesichert stattfinden. Je weiter »unten« man therapiert, desto geringer sind die Heilungschancen.

Jede Heilmethode setzt auf einer bestimmten Ebene an, manche auch auf mehreren. So arbeiten das Handauflegen oder die Akupunktur beispielsweise auf der bioenergetischen Ebene, während ein Psychotherapeut sich der psychischen Ebene widmet oder ein Orthopäde der rein körperlichen. Gerhard Klügl arbeitet mit seiner Aurachirurgie zweifellos auf einer Ebene höherer Ordnung. Die erstaunlichen Ergebnisse seiner Geistheilung lassen sich durch das multidimensionale Modell gut erklären und weisen wie bei vielen Spontan- oder Wunderheilungen auf eine übergeordnete Steuerung hin. In derselben Weise erklärt sich aber auch, warum eine bestimmte Geistheilung oder therapeutische Maßnahme bei dem einen funktioniert und bei dem anderen nicht. Handauflegen und das Übersenden von Heilenergie sind fraglos wunderbare Heilmethoden; wenn sich aber Störungen auf einer höheren, psychischen Ebene befinden oder gar eine karmische Verstrickung besteht, dürfte ihr Heileffekt eingeschränkt sein.

Aurachirurgie: Energie manifestiert sich in Materie

Fall 2: Ein neuer Muskel für die Schulter

Urs Gübeli war im Grunde offen für alles, wenn er nur endlich seinen linken Arm wieder heben könnte – obwohl, nun ja, die Aurachirurgie nicht gerade zu seinen bevorzugten Therapieoptionen zählte. Aber da er nun schon mal hier war, warum nicht? Urs warf einen zuversichtlichen Blick zu seiner Frau Heike, die von einem Stuhl aus alles beobachtete.

»Und Sie meinen wirklich, das hilft?«, fragte er Gerhard Klügl, während dieser nur wenige Zentimeter über seiner Schulter mit Pinzetten, Haken und Schrauben operierte.

»Wir werden sehen«, erwiderte Klügl, schließlich gebe es ein solches Durcheinander in seiner Schulter, dass erst mal alles wieder in Ordnung gebracht werden müsse.

Mit einem neuerlichen Blick in den Anatomieatlas vergewisserte sich der Heiler, dass die Schulternebengelenke wieder an der richtigen Stelle saßen, dann justierte er mit einem Haken nach. Urs war fasziniert, wie konzentriert er dabei zu Werke ging. Na, war ja auch ein Trümmerbruch, bestätigte er schließlich, denn ihm war klar, dass seine Schulter beim Motorradsturz zwei Jahre zuvor tatsächlich ziemlich »durcheinandergeraten« sein musste.

»Bitte jetzt vorsichtig anheben«, forderte Klügl ihn dann auf, und Urs hob seinen linken Arm. Doch wie zu erwarten war, musste er schon nach wenigen Zentimetern passen.

»Mehr geht nicht.«

»Gut, dann wieder runter.«

Klügl justierte nach.

»So, noch mal, bitte.« Urs versuchte es ein weiteres Mal.

»Oh, das war höher, nicht?«

»Ja, schon, aber bitte noch mal runter.« Der Aurachirurg spannte eine Sehne etwas nach und drehte an einer Schraube. »So, und jetzt noch mal, bitte.« – Urs hob an. – »Ja, das war eindeutig höher als sonst ...« – »Wow, viel höher sogar ... aber, das kann doch nicht ...« – »Aha.«

Hier war Schluss. Urs brachte den Arm fast bis auf Augenhöhe. Immerhin, das war doch fantastisch, jetzt könne er sich wenigstens wieder an der Nase kratzen, scherzte er überglücklich.

Klügl sah ihn ruhig an. Noch konnte er seine Freude nicht teilen. »Hmmm«, die einzelnen Teile seien alle an Ort und Stelle, daran liege es nicht mehr, überlegte er und ging zu seinem Tischchen. Dort zog er eine Spritze auf und setzte sie in der Aura oberhalb der Schulter an. Ob da was drin sei, fragte Urs, und Klügl lächelte.

»Ich fülle jetzt Ihren fehlenden Muskel wieder auf«, entgegnete der Aurachirurg und drückte den Kolben der Spritze langsam bis zum Anschlag. »Sooo, und nun führen Sie bitte Ihren Arm über den Kopf, Herr Gübeli, nur zu ...!«

Nach Monaten vergeblicher Rehatherapie gelang es Urs Gübeli im Juni 2009 noch während der Sitzung bei Gerhard Klügl erstmals wieder, seinen verletzten Arm über den Kopf zu heben. Er kann ihn bis heute nahezu ohne Bewegungseinschränkung, allerdings mit verminderter Belastbarkeit, für alle normalen täglichen Anforderungen einsetzen.

Fall 3: Mandelentfernung in der Aura

Bettina Abel kannte Gerhard Klügl schon seit dem Jahr 1998. Sie hatten sich seinerzeit in einer spirituellen Gruppe kennengelernt und schon manches paranormale Phänomen diskutiert. Damals war Klügl noch kein Aurachirurg gewesen, sondern ein talentierter Energieheiler, der beachtliche Erfolge aufweisen konnte. Es war allgemein bekannt, dass er »ein gutes Händchen« hatte.

Und so ging Bettina auch heute davon aus, dass sie bei ihm in guten Händen sein würde, zumal sie in puncto Geistheilung schon einige positive Erfahrungen gemacht hatte. Allerdings wollte sie die Aurachirurgie auch in gewissem Sinne auf den Prüfstand stellen, denn was man in letzter Zeit von Aurachirurgen wie dem bereits erwähnten Stephen Turoff oder dem Brasilianer Rubens Faria so hören konnte, hatte sie schon mächtig neugierig gemacht. Zumal es ja auch einen konkreten Anlass für eine Aurasitzung gab: ihre ständigen eitrigen Mandelentzündungen. Wenn die nicht bald ausblieben, müsste sie sich ihre Mandeln am Ende noch entfernen lassen. Außerdem beeinträchtigten die Schluckbeschwerden, die sie nun schon seit beinahe einem halben Jahr deswegen hatte, ihr Wohlbefinden merklich.

»Sooo, Bettina, dann stell dich doch bitte mal hin«, bat Klügl sie gleich zu Beginn der Behandlung, ohne überhaupt gefragt zu haben, was ihr denn fehle.

Auch gut, eh besser, dachte sie, dann werde sich ja zeigen, was Sache sei. Und prompt: Unmittelbar an ihrem Hals blieb Klügl in der Bewegung hängen. Ob sie im Rachenbereich Probleme habe, Schluckbeschwerden, Heiserkeit, Mandelentzündungen – sie habe die Mandeln doch noch, oder? Bettina war beeindruckt. Ja, die habe sie noch. Und »Ja, ich habe auch häufig Mandelentzündungen«, erklärte sie. Tatsächlich hatten ihr aber alle Ärzte geraten, die Mandeln herausnehmen zu lassen.

»Aha.« Der Aurachirurg blickte Bettina nachdenklich an, nein, eigentlich sah er durch sie hindurch. »Na gut, wenn das alle Ärzte sagen«, murmelte er schließlich und ging hinüber zu seinem chirurgischen Besteck. Er nahm von dort ein Skalpell, eine Wundklammer sowie eine Schere und forderte Bettina auf, sich zu setzen, dann nahm er neben ihr Platz. Sie dürfe sich jetzt bitte nicht bewegen, sonst würde er womöglich danebenschneiden, warnte er.

Bettina Abel erstarrte.

»Aber nein, in der Aura, in der Aura, haha!« Er lachte. »Ich nehme dir die Mandeln in der Aura heraus, Bettina, keine Angst. Trotzdem muss es ein sauberer Schnitt an der richtigen Stelle werden, verstehst du?« – »Äh, ja, verstehe.« – »Gut.«

Gerhard Klügl setzte mit dem Skalpell auf der rechten Seite am Hals an und machte einen konzentriert ausgeführten Längsschnitt. Dann führte er die Schere »in die Wunde« … und schnitt die Mandel ab. Anschließend verschloss er die Wunde mit der Klammer.

»Sooo«, sagte er zufrieden und wiederholte die Behandlung auf der linken Seite … »Und hier auch«, dann legte er das Besteck beiseite … »Alles klar!«

Bettina Abel blieb stocksteif sitzen und hielt den Atem an. Sie wagte nicht zu schlucken. Das konnte doch wohl kaum alles gewesen sein, dachte sie, da würde bestimmt noch was kommen, ein Kribbeln, ein Pulsieren, eine leichte Wärmebildung – irgendetwas, was einen Heilprozess ankündigte. Bettina wartete, doch sie wartete vergebens. Nichts geschah. Schließlich schluckte sie …

Bettina Abel hatte ab jenem Moment keine Schluckbeschwerden mehr. Und nicht nur das: Wenige Wochen später bescheinigte man ihr nach einer HNO-Untersuchung gar das Fehlen ihrer Rachenmandeln. Der Arzt war begeistert über eine derart professionell durchgeführte Tonsillektomie (Mandelentfernung), denn selbst bei genauester Betrachtung, so lobte er, könne man nicht einmal Narben entdecken!

Bettina Abel suchte Gerhard Klügl über die Jahre noch verschiedene Male mit jeweils anderen Problemen auf, wovon die meisten auch wirklich geheilt werden konnten.

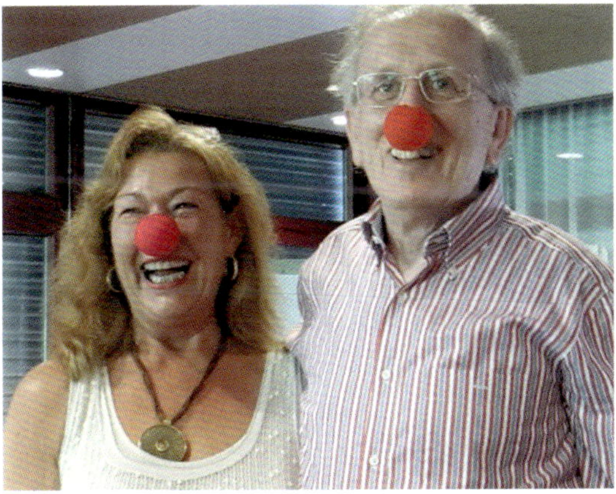

Mittleres und unteres Bild: Gerhard Klügl klemmt eine Arterie am Pankreas ab und entfernt Wucherungen.

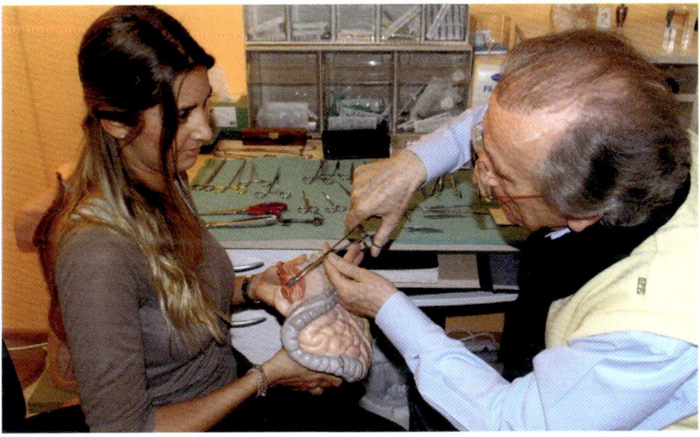

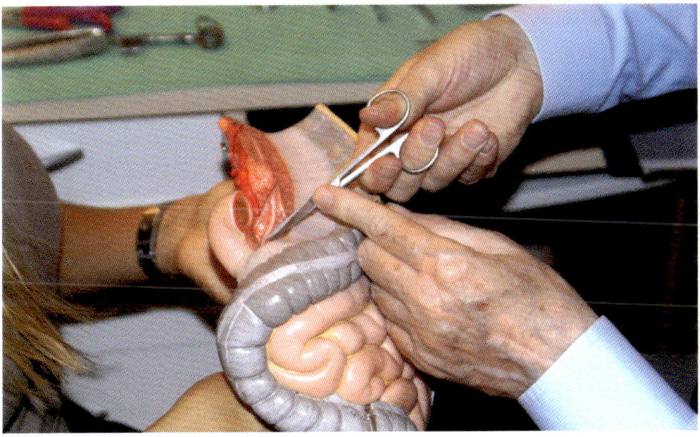

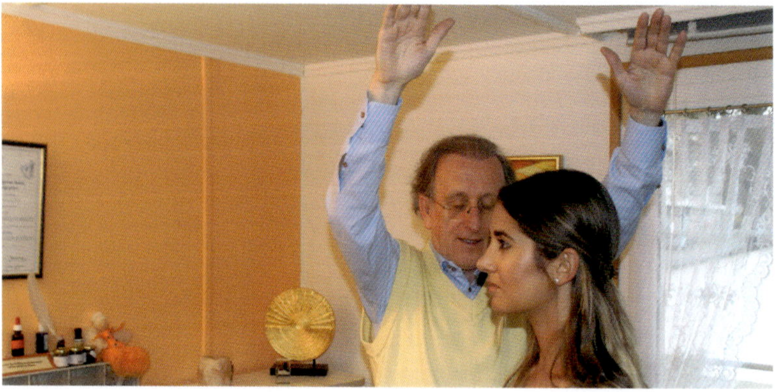

Beim Abtasten der Aura, um alte karmische Verletzungen festzustellen.

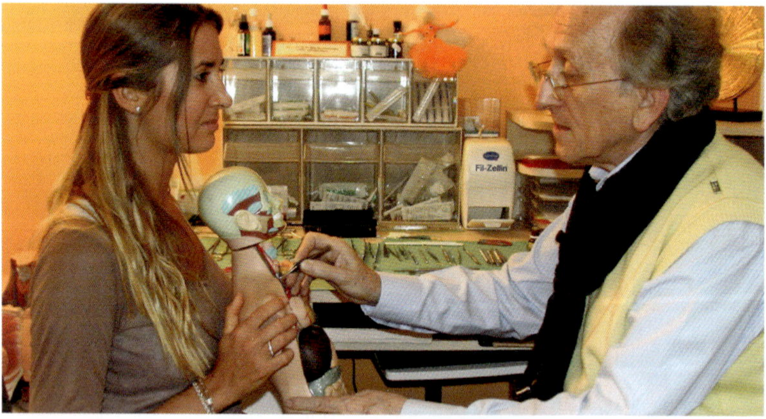

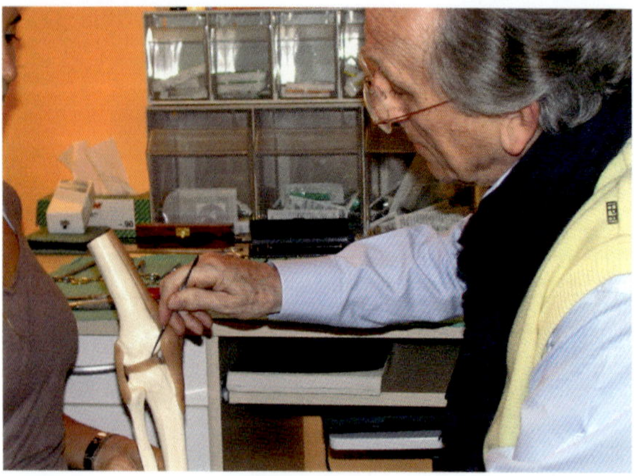

Mittleres und rechtes Bild: Auf der Suche nach Störfeldern mit Hilfe von Organmodellen.

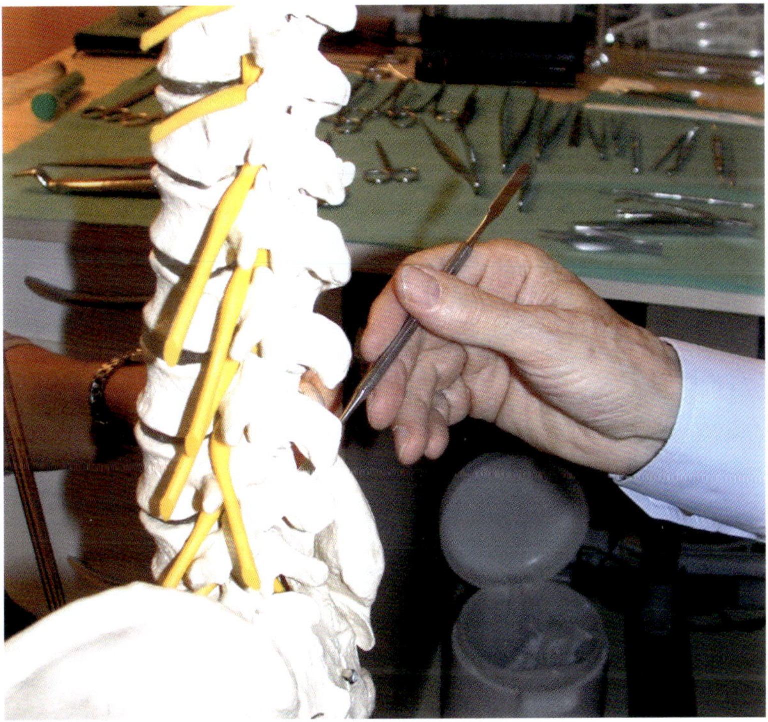

Bei der Behandlung von Rückenproblemen mithilfe feinstofflicher Stützen an den Lendenwirbeln.

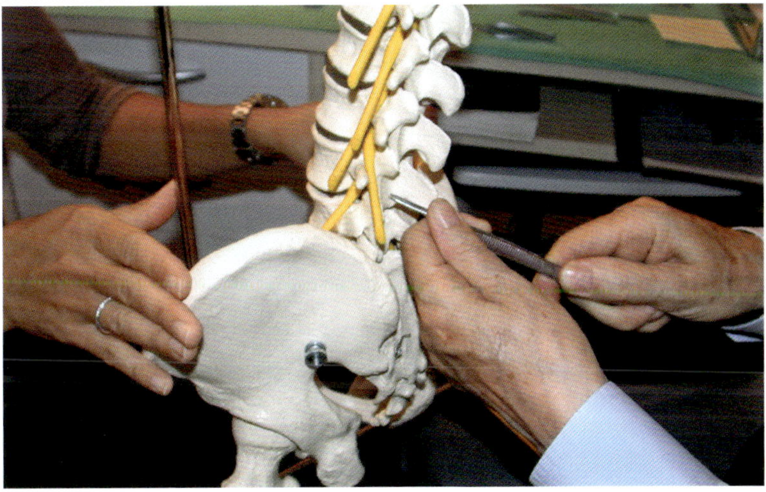

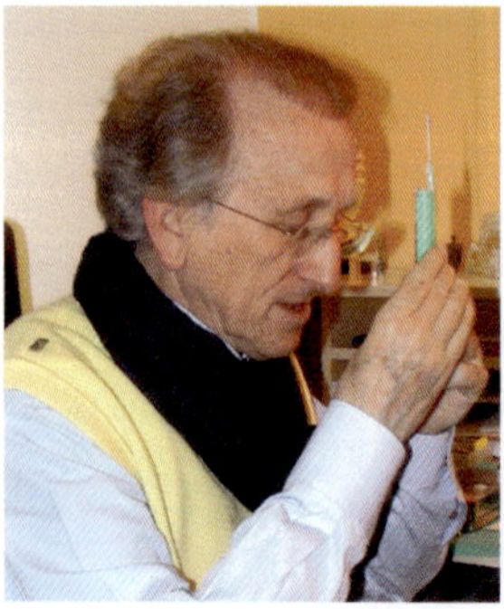

Beim Aufziehen von feinstofflichen Mitteln, die in die Aura injiziert werden.

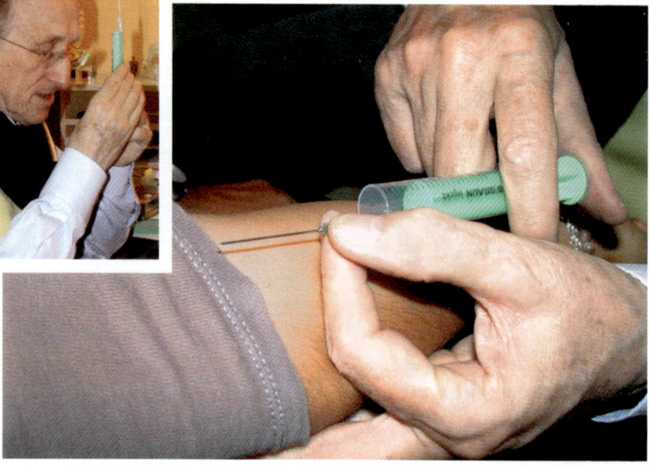

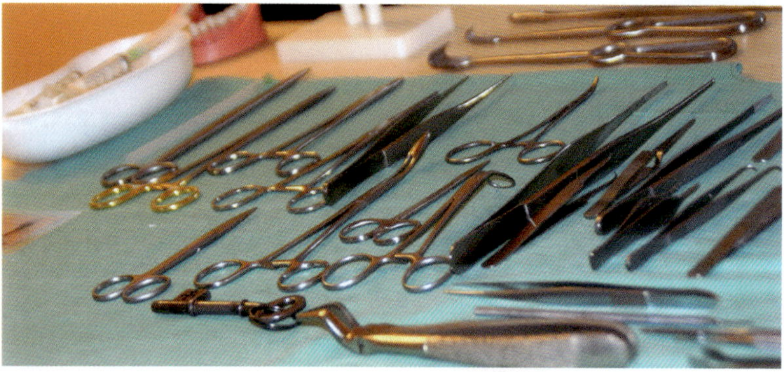

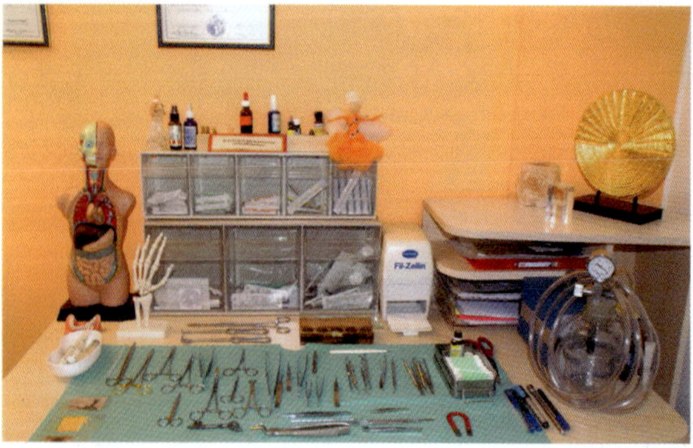

Gerhard Klügls »Operations-werkzeuge«

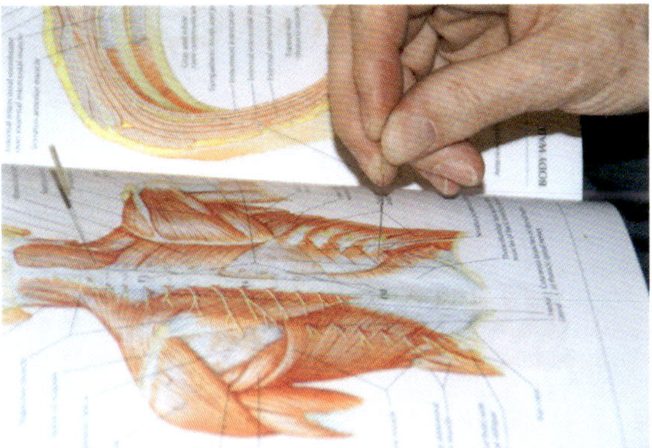

Akupunktur über einer Abbildung der Rückenmuskulatur, um Triggerpunkte zu lösen.

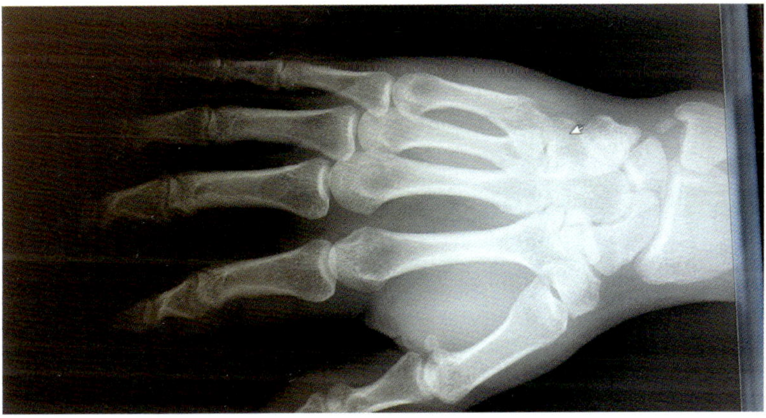

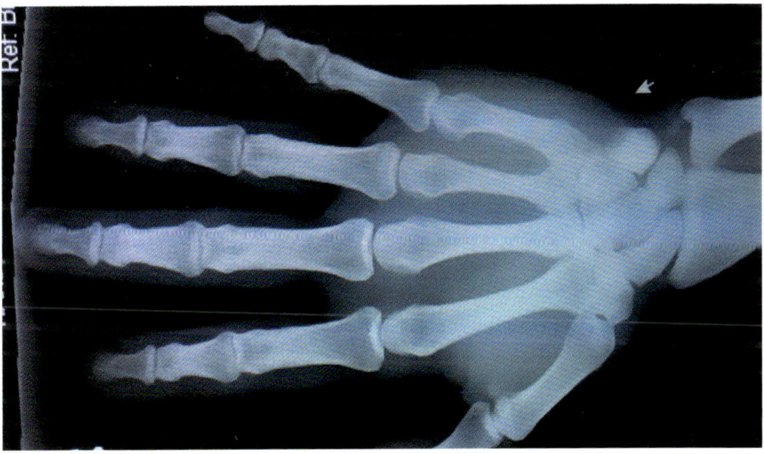

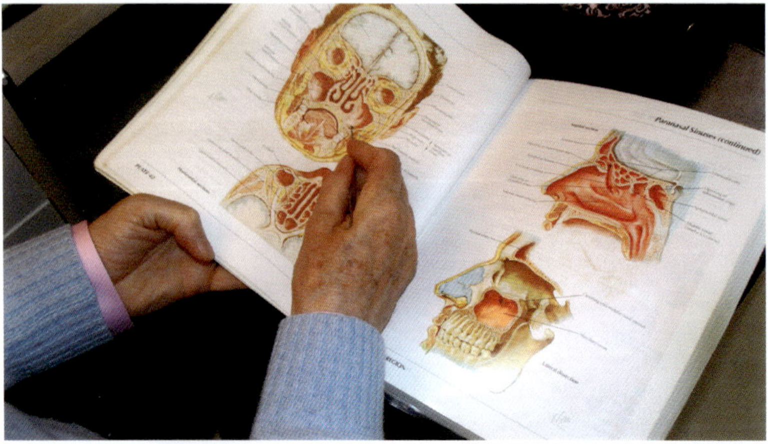

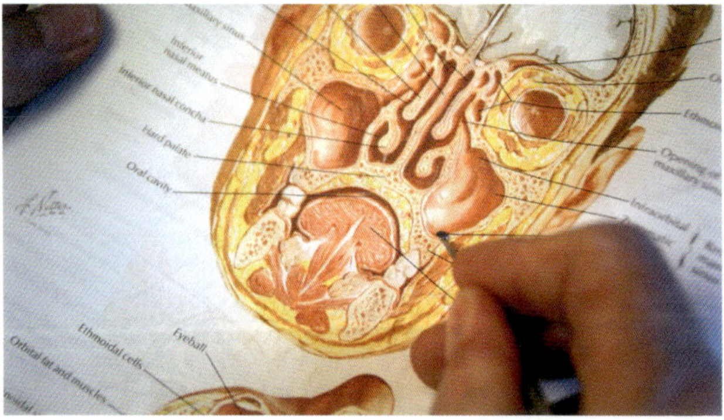

Oberes und mittleres Bild: Gerhard Klügl tastet mit einer Sonde eine Abbildung der Nebenhöhlen ab, um Entzündungsherde aufzufinden.

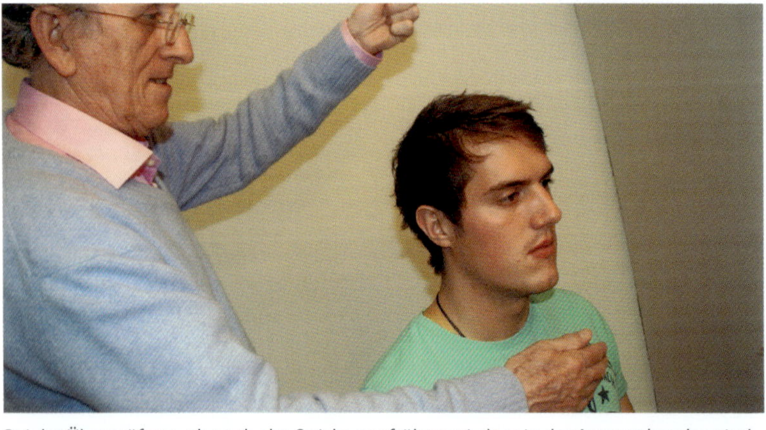

Bei der Überprüfung, ob noch alte Stricke aus früheren Leben in der Aura vorhanden sind.

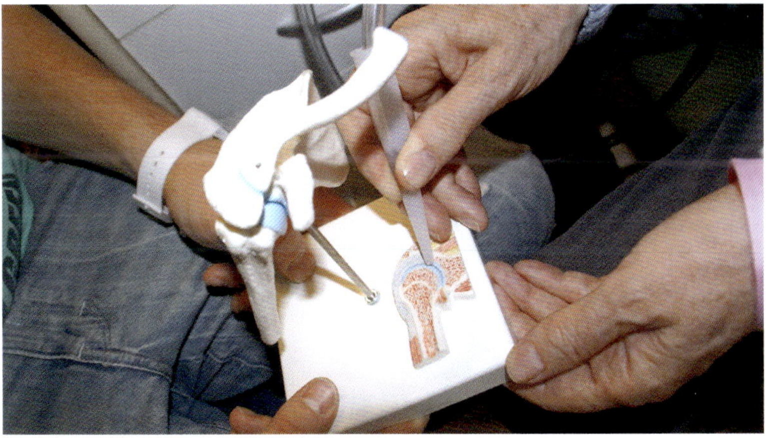

Gerhard Klügl reinigt einen Gelenkspalt im Schultergelenk, indem er Ablagerungen absaugt.

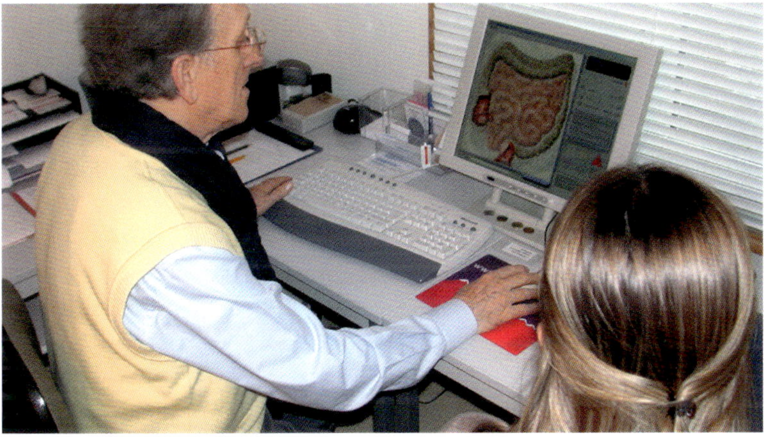

Endkontrolle der aurachirurgischen Maßnahmen mittels der NLS-Analyse.

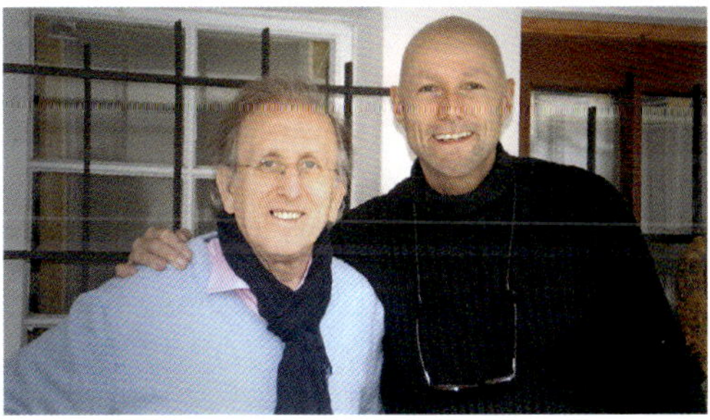

Gerhard Klügl und Tom Fritze

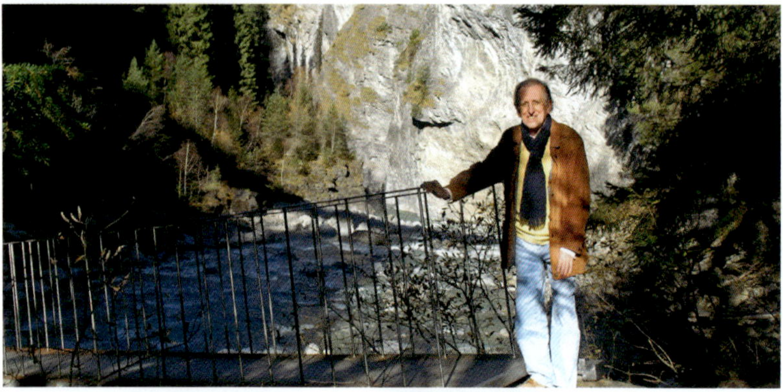

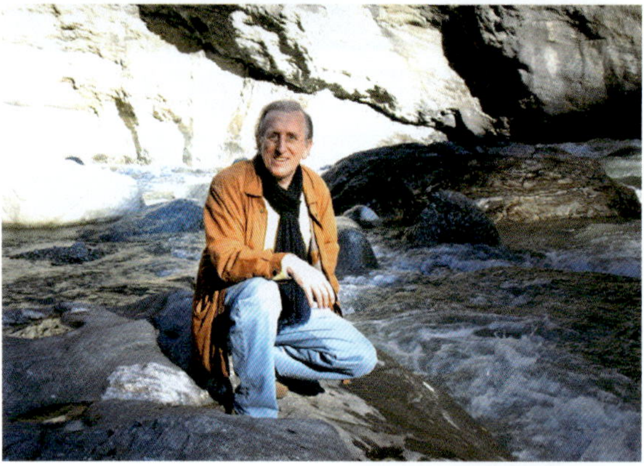

Oberes und mittleres Bild: Faszination Wasser, Fels und Licht: Gerhard Klügl in der Via Mala.

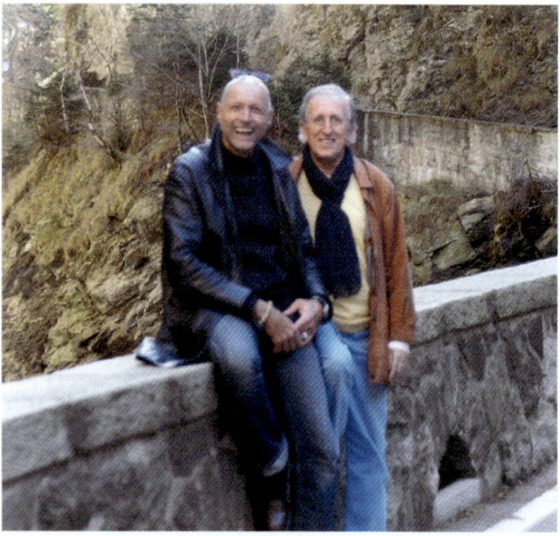

Tom Fritze und Gerhard Klügl

Erklärungsmodelle durch die Quantenphysik

Für das Verständnis von sogenannten Wunderheilungen ist es wichtig, sich einmal mehr zu vergegenwärtigen, dass in unserem Körper und unserer Umgebung nichts anderes existiert als Atomkerne oder Elektronen, die sich zu Atomen zusammenschließen können. Diese Bauteile sind zu jenem Gebilde konstruiert, das wir »Organismus« nennen. In ihm bauen Atome Moleküle auf und Moleküle wiederum Zellen, die Zellen wiederum Organe und die Organe schließlich Regelkreise. Kennzeichnend ist nun, dass alle Organismen nicht nur makroskopisch eine ganz bestimmte Struktur und Gestalt aufweisen, sondern auch mit exakten mikroskopischen Strukturen funktionieren.

Und genau hier greift Krankheit an. Wie der Biophysiker Dr. Ulrich Warnke, seinerzeit an der Universität des Saarlandes, erläutert, zerstört sie die Molekülbindungen und damit deren Struktur und Gestalt. Unter diesem Gesichtspunkt definiert sich Heilung als die Wiederherstellung von Struktur und Gestalt zum Zwecke der optimalen Funktion. Das gelte sowohl mikro- als auch makroskopisch wie zum Beispiel für die Unversehrtheit von Extremitäten, die Physiognomie, im Extremfall geht es gar bis zur Wiederherstellung von Organgewebe. Wie Warnke weiter ausführt, sei die dabei normalerweise eingehaltene und immer wieder hergestellte Struktur und Gestalt beim Menschen deshalb besonders erstaunlich, weil sich innerhalb von etwa sechs Jahren – bis auf wenige Ausnahmen bei der DNA und bei einzelnen Neuronen und Herzfasern – alle Bauelemente, das heißt sämtliche Atomkerne samt Elektronen, komplett austauschen. Damit aber die Strukturen immer wieder gleich aufgebaut werden können, braucht der Organismus Informationen. Dasselbe gilt natürlich auch für den Vorgang der Heilung.

Nach den neuesten Forschungsergebnissen der Epigenetik steckt nun alle notwendige Information offensichtlich nicht in der DNA allein, und so stellt sich die Frage: Wer konstruiert und wer erhält uns? Um dies zu beantworten, müssen wir nach den Ur-Informationen suchen, welche die Lebewesen zu dem machen, wie sie sich darstellen. Nach Warnke gibt es dafür tatsächlich einen unermesslichen Informationsspeicher, und der liegt genau zwischen den Elementen, zwischen der Materie im sogenannten masseleeren Raum, auch »Vakuum« genannt. Wie bereits erwähnt wurde, sind wir Materiekonstruktionen aus Elektronen und Atomkernelementen, und die »Materiekonstruktion Mensch« (wie im Übrigen alle Materiekonstruktionen) besteht überraschenderweise zu 99,999 Prozent des Raumvolumens aus Vakuum (ostasiatische Traditionen sprechen hier von der »Großen Leere«). Dieses Vakuum füllt uns also nahezu vollständig aus und geht fließend in das Vakuum unserer Erdatmosphäre und schließlich in das des Universums über.

Nun ist dieses Vakuum gemäß der modernen Physik mit unermesslich viel Energie und Information angefüllt. Es ist das virtuelle »Meer aller Möglichkeiten«, aus dem all das entsteht, was wir als »Realität« bezeichnen. Realität aus dem Blickwinkel der abendländischen Kultur ist immer, was man mit seinen Sinnen erkennt. Und das setzt voraus, dass Kräfte arbeiten, die man wahrnehmen oder messen kann – Kräfte, die überhaupt erst an Massen entstehen können. Da es im Vakuum aber per Definition keine Massen und folglich auch keine Kräfte gibt, ist auch keine Messung möglich – aus diesem Grund bezeichnet man die energetisch-informativen Größen im Vakuum auch als »virtuell«.

Warnke vergleicht dieses Phänomen mit einem Fernsehbild. Auch dessen informativen Inhalt können wir nicht messen, wohl aber »erkennen« – er ist virtuell. Wichtig ist dabei festzuhalten, dass aus diesem überall verbreiteten Vakuum unsere Realität geboren wird. Die Ur-Information von Kräften zwischen Molekülen unseres Körpers, die durch unser Bewusstsein und durch sämtliche physiologische Funktionen moduliert werden, liegt im Vakuum und wird durch resonanzartige Aktivitäten zu den Massen hin geschaltet.

Diesem Gedanken folgend, muss es natürlich genauso über die Beeinflussung des Bewusstseins durch einen Geistheiler möglich sein, strukturelle Veränderung auf physischer Ebene hervorzurufen. Nur: Wie kann mithilfe des Willens Materie geschaffen werden?

Die Hinweise sind eindeutig: Unsere Psyche schaltet ganz normale physiologische und pathologische Vorgänge in unserem Körper, und diese Funktionen werden durch den Willen und durch die Emotion zur Wirksamkeit freigegeben. Wie sonst könnten wir weinen? Die Anlage zur Beeinflussung der Materie wie die motorische Bewegung ist angeboren. Jedes Kleinkind lernt, die Verwendung des geistigen Prinzips auf diese motorische Anlage zu projizieren. Das Bewusstsein steuert dabei die Muskelbewegung, also die Materie, was auch für sämtliche vegetativen Vorgänge gilt: für das Urinlassen wie für die Sexualität, die Drogeneinwirkung und die Geschmacksempfindung (der gleiche Wein schmeckt im Urlaub anders als zu Hause), für Nachahmungseffekte wie ansteckende Übelkeit, Müdigkeit und vieles andere mehr.

Das Bewusstsein dient vor allem der Informationsverarbeitung und stellt somit ein geistiges Prinzip dar. Wo oder was aber ist der Schalter, der geistige Prozesse auf Materie umschaltet? Treugut erklärt dies an einem einfachen Beispiel und verweist hier insbesondere auf die Veröffentlichungen von Ulrich Warnke: Wenn man hier und jetzt seinen Arm heben will, startet man zweifellos Aktionspotenziale in Nerven und Muskeln, die eine Bewegung der Extremität auslösen. Aktionspotenziale wiederum geschehen durch Beeinflussung der Membrankanäle für Ionenaustausch – Kanäle, die durch Proteine überwacht werden.

Der Wille verändert also die Konfiguration dieser Proteine in einer vorgeschriebenen Art und Weise und damit die Ionendurchlässigkeit der Membranen. Die Konfiguration der Proteine ebenso wie deren räumliche Anordnung beruht dabei auf genau abgestimmten Bindungskräften zwischen verschiedenen Aminosäuren, die auf Anfrage die jeweilige Proteinkonstruktion bewerkstelligen. Die Grundlage für diese Bindungskräfte zwischen den Molekülen sind elektromagnetische Schwingungen und elektrostatische Felder. Diese Schwingungen und Felder wiederum sind im Spin der beteiligten Elektronen und Quantenteilchen kodiert, ebenso wie die Zeitdauer der Bindungskraft. Nur für kurze Augenblicke, in denen diese Bindung offen ist, kann es einer Außenenergie gelingen, wirksam einzugreifen und die Bindung und damit die Anordnung der Moleküle zu verändern. Dieses eigenartige Gesetz der Quantenphysik nennt der Physiker das »Zenon-Paradoxon«. Es bildet die Grundlage für die Annahme, dass rein geistige Prozesse materielle Strukturen beeinflussen.

Aller künftige Fortschritt in der Medizin wird nach Treuguts Dafürhalten also nicht durch neue und verbesserte Krankenhäuser entstehen oder durch größere und noch effizientere Fabriken zur Herstellung von pharmazeutischen Produkten als vielmehr durch den Einsatz von Bewusstseinstechniken, von Informationen und Energie – nur so könnten die den Organismus und Geist betreffenden Mysterien entschleiert werden, die weit über die Erklärung chemischer Strukturen hinausgehen.

Aurachirurgie: Heilung an der Quelle der Erkrankung – im Gehirn

Fall 4: Ein unerfüllter Kinderwunsch wird wahr

René Angern wäre am liebsten gleich gegangen, als er sah, wie Gerhard Klügl mit dem Schädelmodell ankam. Auch das noch! Er hatte ja gewusst, dass alles nur reiner Hokuspokus war. Wenn Michaela nicht so gern ein Kind gehabt und sein Homöopath den Aurachirurgen nicht wärmstens empfohlen hätte, wäre er sicher niemals auf die Idee gekommen, sich so therapieren zu lassen. Zugegeben: Bemerkenswert war es schon, dass Klügl gleich beim ersten Abtasten sein altes Zahnproblem aufgespürt hatte, aber letztlich war es doch sicher nur bloßer Zufall gewesen.

»Sooo, ich werde jetzt über dieses Modell Ihren Zahn und das betroffene Zahnfleisch auf Schmerzen überprüfen«, kündigte Klügl an und drückte vorsichtig mit einer Sonde auf die hinteren Backenzähne des Kunststoffschädels.

»Das können Sie gern tun, nur dürfte es wenig bringen, da mein Zahn ja bereits tot ist«, bemerkte Angern spitz.

Klügl überging die Bemerkung und schmunzelte.

»Au! – Aber das kann doch nicht ...« Angern fühlte an seinem toten Zahn, wie konnte der denn wehtun? »Aua, Herr Klügl, passen Sie doch bitte etwas auf.«

»Wo, an Ihrem toten Zahn?«, fragte der Geistheiler und schmunzelte wieder.

»Nein, an meinem entzündeten Zahnfleisch, das strahlt sicher aus.«

»Durchaus nicht«, entgegnete Klügl, er habe das Zahnfleisch überhaupt noch nicht berührt.

Angern warf einen ungläubigen Blick zu seiner Frau Michaela. Klügl ging zu seinem Tischchen und zog eine Spritze auf, er werde nun die Stelle reinigen und desinfizieren. Dann nahm er das Schädelmodell und führte die Nadel an den betroffenen Backenzahn. Langsam drückte er den Kolben.

»Sooo«, sagte er zufrieden. »Das war's.«

Angern fuhr sich mit der Zunge über seinen toten Zahn und das entzündete Zahnfleisch. Seltsam, er hätte schwören können, dass er einen Pfefferminzgeschmack im Mund hatte.

»Tut's noch weh?«, fragte Klügl.

»Nein«, er glaube nicht. Angern verzog kritisch das Gesicht, während er seine Zunge prüfend über das Zahnfleisch wandern ließ.

»Aber irgendetwas ist doch noch, oder?«

»Hm, na ja, nun, mir ist, als hätte ich einen Kaugummi im Mund.«

»Oh, das kann gut sein, ich habe Ihnen Pyocid aufs Zahnfleisch aufgetragen«, erklärte Klügl und holte eine leere Ampulle vom Tisch. Pyocid sei ein Desinfektionsmittel auf Kräuterbasis, daher der Geschmack.

René stutzte. Ob Klügl das in die Spritze aufgezogen habe, fragte er.

»O nein, nur symbolisch, das Glas war schon vorher leer.«

Wie? Was? Angern war nun völlig verwirrt: Er schmecke also ein symbolisches Arzneimittel, das einem Plastikschädel auf den Zahn gegeben wurde, aber eigentlich gar nicht existierte, war es das?

»Ja, so ungefähr.«

Angern blickte den Aurachirurgen entgeistert an. Klügl schenkte ihm ein zufriedenes Lächeln, und dann musste auch er lächeln.

»Okay, jetzt bist du dran, Schatz«, rief Angern seiner Frau zu und machte ihr den Platz frei.

Gerhard Klügl stellte schon gleich beim Abtasten die verschiedensten Blockaden bei Frau Angern fest: im Halsbereich, am Solarplexus, im Nabelbereich. Mit kritischer Miene horchte er in sich hinein und überlegte, wie er sie auflösen könnte.

»Hmmm, die fühlen sich wie Vorhängeschlösser an«, sagte er und ging zu seinem Tischchen. Dort suchte er nach einem geeigneten Instrument. »Damit Sie Kinder kriegen können, muss ich Ihre energetischen Schlösser öffnen«, murmelte er, während er mal das eine, mal das andere Instrument in die Hand nahm und wieder hinlegte. Doch er schien nicht das richtige zu finden. Schließlich ging er zur Tür und zog den Schlüssel aus dem Schloss. »Hiermit«, rief er freudig, »hiermit müsste es gehen!«

Er trat vor Michaela Angern und sperrte ihr mit dem Türschlüssel an den besagten Stellen die Schlösser in der Luft auf. Sie warf einen sehr irritierten Blick zu ihrem

Mann. Vielleicht, so dachte sie, war es ja doch keine so gute Idee gewesen, Gerhard Klügl aufzusuchen. Sollten etwa »energetische Vorhängeschlösser« dafür verantwortlich sein, dass sie keine Kinder bekommen könne …?

»So, das hätten wir, aber die Schlösser sind nicht der einzige Grund, warum Sie keine Kinder kriegen«, sagte Klügl, als hätte er ihre Zweifel erraten. »Wir müssen jetzt noch mit dem System nachmessen.«

Klügl führte sie hinüber zu seinem Computer, öffnete das Analyseprogramm und überprüfte verschiedene Bereiche ihres Körpers. Nach einer Weile schien er gefunden zu haben, was er suchte.

»Ha! Hab ich's mir doch gleich gedacht – hier, sehen Sie: Belastungen auf der Schilddrüse und auf dem Hypothalamus! Ich bin mir ziemlich sicher, dass wir es mit einem Eid oder einem Gelübde zu tun haben.«

Michaela Angern blickte auf den Bildschirm und versuchte nachzuvollziehen, wie der Aurachirurg nur auf einen solchen Befund kommen konnte. Doch vergebens. Abgesehen von verschiedenen Organabbildungen mit blinkenden Punkten darauf und einer Reihe von endlosen medizinischen Fachbegriffen konnte sie keinerlei wie auch immer gearteten Hinweis auf Eide oder Gelübde entdecken. Gerhard Klügl indes gab neue Daten ein und aktivierte die »Return«-Taste. In einer unteren Textzeile erschien: »Hypothalamus Sekretzelle, Keuschheitsgelübde invers, Verbesserung: 68 Prozent.« Der Geistheiler sprang auf – genau das sei es, freute er sich und drehte sich zu ihr um: »Tja, Sie haben ein auf ewig abgelegtes Keuschheitsgelübde, Frau Angern. Aber keine

Sorge, ich werde Sie jetzt durch Ausfüllen einer Urkunde von allen alten Eiden und Gelübden entbinden.«

Soso – Michaela Angern blieb die Sprache weg. Unsicher wechselte sie einen Blick mit ihrem Mann. Na, ob es wirklich eine so gute Idee war hierherzukommen?, dachte sie wieder …

Nachdem sie sich durch Ausfüllen einer Urkunde von allen karmischen Mustern gelöst hatte und Klügls abschließender kinesiologischer Test positiv verlaufen war, entließ er das Pärchen mit dem Versprechen, dass einem Kind nun nichts mehr im Wege stehe. Das war Ende Dezember 2008.

Nur einen Monat später, im Januar 2009, war Michaela Angern bereits mit ihrer kleinen Tochter Leoni schwanger – nach jahrelangen vergeblichen Versuchen und Untersuchungen erhielten die Angerns nun ein verspätetes Weihnachtsgeschenk!

Und noch heute hat René Angern manchmal, wenn er sich an die denkwürdige Sitzung erinnert, diesen seltsamen Pfefferminzgeschmack im Mund.

Studienergebnisse der Hirnforschung

Günter Haffelder vom Institut für Kommunikation und Gehirnforschung in Stuttgart beschäftigt sich seit Jahrzehnten mit den Vorgängen im menschlichen Gehirn. Grundlage seiner Studien ist ein von ihm weiterentwickeltes EEG-spektralanalytisches Messverfahren, dessen Besonderheit darin liegt, Signale des limbischen

Systems, der Schläfenlappen und des Stirnhirns direkt abzugreifen. Dadurch ist es möglich, Gefühle und zentrale Steuerungs- und Verarbeitungsprozesse bei Probanden zu messen und individuell auszuwerten. Haffelder hat über die Jahre einige tausend Klienten vermessen, Menschen mit außergewöhnlichen geistigen Fähigkeiten wie russische Psi-Experten oder amerikanische Schnelldenker und Zahlenakrobaten. Und auch Geistheiler.

Im Herbst 2008 zeichnete er in einer Testreihe die Hirnströme von Gerhard Klügl wie auch die seiner Patienten während verschiedener aurachirurgischer Behandlungen auf und wertete sie aus. Seine Auswertungen ergaben, dass Klügl bestimmte Frequenzen in seinem Gehirn erzeugt, die ihn in Resonanz mit den Gehirnwellen seiner Patienten bringen. Es kam dabei über den gesamten Verlauf einer Sitzung zu sehr starken Auslenkungen in den Deltafrequenzen bei Heiler wie Klient, womit ein klarer Hinweis auf eine intensive Kontaktaufnahme und nonverbale Kommunikationsprozesse gegeben war.

Bei Klügl traten diese starken Deltaaktivierungen immer in einem besonderen Rhythmus auf, und Haffelder vermutet, dass Klügl die Informationsaufnahme so taktet und dadurch an andere, überlagerte Informationen gelangt. Bei besonderen Aktivitäten während der Behandlung zeigten sich bei ihm zudem immer wieder äußerst ungewöhnliche Muster (Patterns) und Verschiebungen in den aktivierten Frequenzen sowie sehr hohe Alphaaktivierungen, was den Schluss zulässt, dass Klügl auf einer hohen energetischen Ebene arbeitet und andere Wahrnehmungssysteme aktiviert.

Haffelder geht davon aus, dass der Aurachirurg dem Kranken auf diesem Wege auf verschiedenen Ebenen Angebote macht, die Struktur von Krankheitssymptomen zu verändern – auf der Körper- und der Seelenebene wie auch auf der Ebene des Geistes.

Schon im Rahmen zahlreicher vorausgegangener Versuchsreihen konnte bei Heilern immer wieder festgestellt werden, dass sie Heilung über das Prinzip gleicher Schwingungen mit dem Kranken auslösen. Sie holen sich sozusagen die mentalen Daten des Patienten in ihre eigene Struktur, bearbeiten sie und senden sie aufbereitet in veränderter, ausgeglichener Form wieder zu ihm zurück. Diese Kommunikation in gleichen Patterns konnten die Hirnforscher bei der Heilweise der Aurachirurgie nicht feststellen. Allerdings erkannte man in den Messkurven sowohl des Heilers als auch des Patienten deutlich die Bearbeitung gleicher Inhalte – beide beschäftigten sich mit denselben Themen, und der Heiler steuerte über Angleichung und ständiges Triggern bestimmter Frequenzen Prozesse auf verschiedensten Ebenen.

Das Problem, dass unsere linke Hirnhälfte normalerweise nur einen Bruchteil der unterbewussten Informationen der rechten Hirnhälfte bewusst verarbeiten kann, wird von Klügl nach Ansicht Haffelders wahrscheinlich über eine Erhöhung der Schwingungsfrequenzen und der Aktionspotenziale sowie über eine Intensivierung oder den Aufbau von feinenergetischen Feldern gelöst. Haffelder nimmt an, dass Klügl auf diese Weise Zugang zu einem höheren Wissen findet und an die Vielfalt von unterbewussten Informationen gelangt, die möglicherweise in einem wie auch immer gearteten Urfeldspeicher abgelegt sind. Dennoch bleibt es beim Patienten ein sehr individueller Prozess, welche Informationen bewusst abgerufen und verarbeitet werden, das heißt, welche Information aus der rechten selektiv in die linke Gehirnhälfte kommt. Nach Einschätzung des Hirnforschers hängt dies primär von den Vorlieben, von den Erfahrungen und sozialen Prägungen der jeweiligen Person ab. Besonders traumatische Erlebnisse würden sich in ganz tief liegenden Schichten des Gehirns verankern und als Endlosprogramme alle neuen Lernprozesse und neu zu bildenden Muster überlagern. Da hierbei viele unbewusste Prozesse ablaufen, wäre es für einen Geistheiler sehr schwierig, diese alten stammhirngeprägten Erfahrungen und Blockaden über Deltafrequenzen freizusetzen und aufzulösen.

Dennoch konnten während der Behandlung bei allen Klienten eine aktive Verbindung zwischen Hypothalamus und Stirnhirn sowie Stressreaktionen festgestellt werden, die unzweifelhaft belegen, dass die von Klügl verwendeten chirurgischen Instrumente das Unterbewusstsein der Probanden beeindruckten und signifikant beeinflussten. Auch die karmischen Belastungen durch Sklavenjoche und Fesseln, die er offen ansprach, lösten in den Messkurven der Probanden diese Stressreaktionen aus. Die anschließenden Lösungsprozesse durch das Auflösen der karmischen Verstrickungen und die tatsächliche Befreiung aus dem Schmerz hingegen zeigten häufig einen kurzzeitigen sogenannten Nulldurchgang in den Patterns, der – so Haffelder – mit dem »Reset« eines

Systems verglichen werden kann, das sich gerade völlig neu strukturiert.

Haffelder ist überzeugt davon, dass alte karmische Muster nur mittels einer starken Symbolik aufgelöst werden können. Um das Unterbewusstsein entsprechend stark zu beeindrucken, nutze Gerhard Klügl deshalb auch derart tief gehende und außergewöhnliche Bilder wie solche von früheren Toden oder alten Schmerzerinnerungen. Nur mit ihnen könne es gelingen, den unbewussten Patterns Erklärungsmodelle zu liefern, die der Patient eben dann wandeln und verändern kann. Aus diesem Grund hält der Hirnforscher die Aurachirurgie nach Klügl für eine beeindruckende wie absolut funktionierende Methode, Menschen von einem unbewusst tief sitzenden Problem zu befreien.

Ein neues Zeitalter beginnt: Paradigmenwechsel auf allen Ebenen

Einblicke in die moderne Naturwissenschaft

Die aktuellsten Ergebnisse der »Feinstofflichkeitsforschung« deuten an, dass es eine neue Kategorie von heute unbekannter Materie gibt, die elementare Lebensformen in Gestalt von Quantenfeldausdehnung haben. Wie der Naturwissenschaftler Dr. Klaus Volkamer erklärt, sind diese makroskopischen Quantenfelder feinstoffliche Feldkörper – wozu auch die menschliche Aura gehört –, die den Menschen überhaupt erst definieren. Ein solcher Aurakörper hat demzufolge reale Masse, Energie und Informationsinhalt. Er gibt uns Intelligenz, Identität, Psychosomatik, Gedächtnis, ein Bewusstsein und die Möglichkeit, gespeicherte Information neuronal abzurufen – wobei diese Information sowohl die Anlagen eines Lebewesens bestimmen als auch dessen Lebensfunktionen steuern kann. Charakteristisch beim Aurakörper sei, dass sämtliche einen Organismus betreffenden Steuerungsebenen wie das körperliche und mentale Befinden oder psychosomatische Prozesse, Vorgänge auf Verstandesebene und so weiter in permanentem Austausch miteinander wie auch mit den zahlreichen kollektiven Bewusstseinsfeldern anderer Individuen stünden.

Fortwährend würden Informationen auf nichtlinearem Weg, das heißt interaktiv, komplex und einander bedingend, gesendet oder empfangen.

Volkamer unterscheidet dabei nichtlineare Systeme von linearen, wobei Erstere auf Veränderungen oder Einflüsse nicht mit einer proportionalen Änderung oder einem vorhersagbaren Verhalten reagieren und über eine Gedächtnisspeicherung verfügen – anders als bei Lichtwellen, die aufeinandertreffen und nach Beendigung der Interferenzen keine physikalische Erinnerung mehr daran haben, dass sie sich kreuzten, tauschen die nichtlinearen Quanten der Feinstofflichkeit bei ihrer Begegnung Informationen aus und »erinnern« einander auch noch, nachdem sie getrennt wurden. In der Quantenphysik bezeichnet man diesen Effekt, der schon in diesem Buch erwähnt wurde, als »Verschränkung«. Nach den Vorstellungen der Feinstofflichkeit treten diese Bewusstseinsfelder durchaus nicht nur beim Menschen auf – auch Mineralien, Stein und Metall, ja, die gesamte Natur hat demnach Bewusstseinsfelder. Und auch unsere Erde soll über ein spezifisches »Aurabewusstsein« verfügen, das von Experten als »Gaia-Feld« bezeichnet wird. Wie der italienische Priester, Dichter und Philosoph Giordano Bruno schon im 16. Jahrhundert sagte, sind Galaxien und die Phänomene, die wir »schwarze Löcher« nennen, »kosmische Lebewesen«, nur mit anderen mikrobiologischen Physiologien als der Mensch. Ihre Felder hätten dieselben Eigenschaften – eine Erinnerung, die Fähigkeit der Wiedergabe dieser Erinnerung auf grobstofflicher, materieller Ebene sowie eine Sinneswahrnehmung und sogar ein Ego.

Durch bestimmte Bewusstseinstechniken kann sich nun auch der Mensch nach Ansicht Volkamers durchaus mit diesen »kosmischen Lebewesen« verschränken und Informationen austauschen. Sofern das zutrifft, sind wir alle multidimensional verschränkt und bestehen aus zigfachen Überlagerungen von Feldeffekten. Wir sind Individualfeld, Teil des Kollektivfelds und mit dem morphogenetischen »Gaia-Feld« verbunden, und wir sagen dennoch: »Ich sitze hier auf einem Stuhl!« Tatsächlich ist es aber nicht nur einer, der auf einem Stuhl sitzt, sondern das komplette Universum mit all seinen kosmischen Verflechtungen.

Volkamer ist überzeugt, dass eine rein grobstoffliche Definition von Leben nicht ausreicht, da Krankheiten, die schon in der Feinstofflichkeit des Feldkörpers ihren Ursprung haben, durch grobstoffliche Therapiemethoden gar nicht oder nur unzureichend behandelt werden können. Speziell bei Krankheiten im psychosomatischen Bereich, die sehr eng mit dem menschlichen Feldkörper verbunden sind, stellt für ihn die Aurachirurgie eine sehr geeignete Form der Behandlung dar. Wie viele andere aufgeschlossene Wissenschaftler auch sieht er in der menschlichen Zellmembran die Schnittstelle für den Informationstransfer zwischen Körperfeldern und dem kollektiven Bewusstsein, zumal die feinstofflichen Informationsfelder die Eigenschaft hätten, formspezifisch an Phasengrenzen anzudocken. In einfachen Worten ausgedrückt, bedeutet dies, dass genau am Übergang von der Zellmembran zu ihrer umgebenden Flüssigkeit Informationen eingespeist und sämtliche biologischen Vorgänge auf zellulärer Ebene reguliert würden.

Allerdings geht die Feinstofflichkeitsforschung davon aus, dass die Koppelung der Zellmembran eines Lebewesens an die kollektiven Bewusstseinsfelder relativ schwach ist, da schon ein Sturz im Extremfall dazu führen könnte, dass das Körperfeld abkoppelt und wir »das Bewusstsein verlieren«. In den Minuten, bis wir das Bewusstsein dann wiedererlangen, würde das Körperfeld gewissermaßen wieder »ins Netz« und in Resonanz mit anderen Bewusstseinsfeldern gehen.

Besonders von Vorteil soll nun diese schwache Ankoppelung der Körperfelder an andere Bewusstseinsfelder für die Heilwirkung durch die Aurachirurgie sein. Ein Aurachirurg könne deshalb mit »sanften« Mitteln eine Abkopplung herbeiführen, die Struktur und Funktion eines abgekoppelten Körperfelds behandeln und anschließend wieder zurückkoppeln. Er würde somit in den menschlichen Feldkörpern ebenso erfolgreich operieren können, wie ein guter Chirurg einen Appendix entfernt. Die einzige Bedingung für einen erfolgreichen Eingriff sei allerdings die Bewusstseinsstärke, und zwar sowohl die des Heilers als auch die des Patienten.

Volkamer nimmt an, dass sich Heiler wie Patient nur dann vollständig auf die Heilung fokussieren können, wenn sie ein persönliches Kollektivfeld aufbauen, das der Beeinflussung durch andere Umgebungsfelder standhält und kosmische Effekte und Effekte des Globalfelds abschirmt. Nur dann könne der Geistheiler durch direktes, gezieltes Einwirken an den Phasengrenzen der entsprechenden Körperfelder Informationen übermitteln und durch Ausrichtung seiner Aufmerksamkeit neuronal einen Strom feinstofflicher Quanten zur Heilung aussenden.

Dieser Quantenstrom sei kennzeichnend für jede Art von Geistheilung. Er dränge alle anderen Felder zur Seite und breche ab, sobald der Heiler nach der Behandlung seine Aufmerksamkeit zurückzieht. Erst dann würden auch alle anderen Einflüsse wieder hervortreten und das Leben des Klienten von Neuem bestimmen.

Volkamer sieht an diesem Punkt allerdings auch die Gefahr, dass Heilung nur von kurzer Dauer sein kann, wenn der Patient in seine angestammten Lebensumstände zurückkehrt und erneut von alten Mechanismen und gestörten Bewusstseinsfeldern erfasst wird. Der Naturwissenschaftler empfiehlt in einem solchen Fall eine Mehrfachbehandlung oder aber eine alternative Heilmethode, um die sogenannten neuronalen Bereitschaftspotenziale des Patienten neu zu strukturieren. Messungen der EEG-Forschung bestätigten in diesem Zusammenhang solche neuronalen Bereitschaftspotenziale, welche die Handlung schon vor ihrer Ausübung vorbereiten. Die »Feinstofflichkeitsforschung« geht davon aus, dass im hochkomplexen Individualfeld des Menschen unbewusst, aber mit der vollen Verantwortlichkeit der eigenen Existenz Entscheidungen getroffen werden, die zeitverzögert über das Bereitschaftspotenzial in Handlungen umgesetzt werden – was allerdings nicht bedeutet, dass der Mensch keinen freien Willen besäße, sondern nur, dass der freie Wille bereits im feinstofflichen Körper seine Informationen anstieße.

Wenn also die Feinstofflichkeit neue Informationen

liefert, folgt der Körper immer nach und macht, was in der Feinstofflichkeit vorgegeben ist. Demzufolge besitzen nicht etwa grobstoffliche Körper, wie zum Beispiel die Mandeln, ihre Struktur von sich heraus, sondern werden immer »resonanzprozessgesteuert« von der Feinstofflichkeit beeinflusst. Wenn man feinstofflich etwas ändert, so die Theorie, könne es grobstofflich körpereigene Prozesse auslösen, sodass selbst Organe verschwinden oder nachwachsen. Entwicklungsbiologen gehen davon aus, dass – wie bei der Reproduktionsfähigkeit des Salamanders, der ganze Gliedmaßen und Teile des Gehirns nachwachsen lassen kann – eine Art Informationsmatrix den Originalbauplan dafür zur Verfügung stellt.

So seien auch paranormale Fähigkeiten wie Vorauswissen (Präkognition) und Telekinese feinenergetisch absolut erklärbar. Wer in die »Feinstofflichkeit hineinschaue«, erkenne, dass die ganze Mystik des Paranormalen aus der Perspektive der Feinstofflichkeit völlig normal ist, so Volkamer. Die Aussagen antiker Denker und aller östlichen Religionen würden durch die Entdeckung der modernen Feinstofflichkeit erst konkrete physikalische Realität erfahren.

Gewichtsanomalien – der wissenschaftliche Nachweis einer aurachirurgischen Behandlung

Die Feinstofflichkeit stellt nach Dr. Klaus Volkamer genau jene geheimnisvolle, unsichtbare Ursubstanz dar, die als Hintergrundstruktur für jegliche Materie und für die

Existenz einer universellen Lebenskraft verantwortlich ist; sie entspricht damit genau jener Dimension, in der die Aurachirurgie ihre Wirkungsebene findet – mit realer Masse, Energie und gespeicherten Informationen, die zwischen den menschlichen Körperfeldern sowohl mit den Bewusstseinsfeldern anderer Lebewesen als auch mit dem kollektiven Bewusstsein der Welt in ständigem Austausch stehen. Schon Jean Émile Charon, der berühmte französische Nuklearphysiker, beschreibt in seinem Buch *Der Geist der Materie*, dass die Elektronen in unserem Körper ein Gedächtnis haben und dass dieses Gedächtnis weit über unser irdisches Leben hinausreicht, ja seit Anbeginn des Universums existiert. Er schreibt hierzu wörtlich: »Wenn du ein Weiser bist, dann wirst du es verstehen, schon im Stein die erste Ankündigung des Lebens wahrzunehmen, wirst die Freude des Grashalms verspüren, der sich taunass der Sonne entgegenreckt, oder die Wonne des Rehs, das die Wälder durchstreift. All das wirst du wiedererkennen, denn du hast es schon mal erlebt, all das ist für immer dem Gedächtnis jener mikroskopisch kleinen Raum-Zeiten des Geistes eingeprägt, die deinen Körper bilden und die Träger deines ›Ichs‹ sind.«[18]

Diese Aussage von Charon macht erklärbar, warum viele körperliche, aber auch seelische Beschwerden ihre Ursache in alten Erinnerungen haben, die in unseren Zellen abgespeichert wurden. So kann ein Schockerlebnis in diesem Leben oder das Betrachten einer Gewaltszene in einem Film oder Ähnliches eine alte Erinnerung aufwecken, die regelrecht körperliche Schmerzen auslöst. Die wahren Ursachen sind dann kaum mehr auffindbar. Mithilfe der Aurachirurgie können diese alten Erinnerungen aufgelöst werden. Bereits die Beschreibung der Schmerzsymptome, beispielsweise als Stechen oder Brennen usw., kann hier ein Hinweis auf alte, in Vorleben erfahrene Verletzungen sein – womit oft schon der erste Schritt auf dem Weg zur Heilung getan ist.

Dass alte Erinnerungen auch Gewicht im buchstäblichen Sinne haben und dass bei einer aurachirurgischen Behandlung tatsächlich feinstoffliche Prozesse angestoßen werden, die wissenschaftlich nachgemessen werden können, konnte Gerhard Klügl erst jüngst im Institut von Klaus Volkamer mit eigenen Augen mitverfolgen. Volkamer arbeitet hier seit vierzig Jahren mit wissenschaftlicher Methodik und genauesten reproduzierbaren Wägeversuchen an der Erforschung der Feinstofflichkeit; dabei konnte er bereits stichhaltige Kausalerklärungen für bislang ungeklärte Wissenslöcher liefern, die in der heutigen Wissenschaft sonst nur durch sogenannte Covertheorien gestützt werden – so zum Beispiel Gewichtsabweichungen bei bestimmten chemischen Reaktionen, wie sie schon erstmals von Hans Heinrich Landolt, dem Ordinarius für physikalische Chemie an der Friedrich-Wilhelms-Universität zu Berlin, entdeckt worden waren; oder Gewichtsanomalien bei Sonnen- und Mondfinsternissen sowie die bisher ungeklärten Beschleunigungsanomalien der NASA-Sonden um die Erde und um die Sonne; oder auch die unterschiedliche Bioaktivität von Pflanzen während bestimmter kosmischer Konstellationen. Darüber hinaus hat Volkamer tatsächlich bei durchgeführten Wägeversuchen mit schlafenden Menschen Gewichtsunterschiede der Betreffenden im Vergleich zum Wachzustand von 100 bis 650 Gramm nachgewiesen – ein direkter Hinweis auf die Existenz feinstofflicher »Feldkörper« mit wägbarem Masseinhalt.

So hatten Klügl und Volkamer während der Versuchsreihe einen männlichen Patienten vor dessen aurachirurgischer Behandlung mit einer wissenschaftlichen Hochpräzisionswaage – unter Vermeidung aller möglichen Störfaktoren wie Temperaturschwankungen, Erschütterungen oder anderen mechanischen wie elektromagnetischen Einflüssen – gewogen und das dabei gemessene Gewicht als Ausgangsgewicht »0« festgelegt. Nach dem Auflösen eines sogenannten Sklavenjochs, das Klügl bei dem Mann festgestellt hatte, wog man ihn erneut – und siehe da: Er war nun ganze sechs Kilogramm leichter! Nach diversen weiteren Behandlungsschritten, bei denen das Gewicht des Mannes noch gelegentlich schwankte, ergab sich schließlich nach Auflösen der »Schuld« eine endgültige Gewichtsabnahme von neun Kilogramm im Vergleich zum Ausgangsgewicht. Nachdem dem Patienten rein äußerlich nichts anzusehen war und der Gewichtsverlust auch nicht dazu geführt hatte, dass ihm die Hose jeden Moment von der Hüfte gerutscht wäre, gehen Klügl und Volkamer davon aus, dass hier nicht reine Materie im Sinne von Körpermasse abgenommen hatte, sondern sich feinstoffliche Masse im Gravitationsfeld der Aura änderte. Nach etwas über einer Stunde kontinuierlichen Nachmessens war der Mann schließlich wieder bei seinem ursprünglichen Normalgewicht.

Um nun zu beweisen, dass diese erstaunlichen Gewichtsanomalien während und nach einer aurachirurgischen Behandlung durchaus reproduzierbar sind und nicht nur reiner Zufall oder auf einen unerklärbaren Messfehler zurückzuführen waren, führten Volkamer und Klügl einen zweiten Wägeversuch durch, diesmal allerdings bei einer Patientin. Abermals wurde nach jedem Eingriff gemessen, und auch bei ihr stellten sich Gewichtsanomalien ein, wenn auch in einem weit geringeren Ausmaß zwischen 100 bis 150 Gramm. Bemerkenswerter dafür war, dass am Verlobungsring der Frau, den man ihr zuvor abgenommen und in einem angrenzenden Raum auf eine Spezialwaage (auf ein Tausendstel genau) gelegt hatte, während der Behandlung ebenfalls Gewichtsanomalien zu verzeichnen waren – ein klarer Beleg dafür, wie Volkamer es sieht, dass die feinstofflichen Quantenteilchen von Ring und Trägerin über ihren emotionalen Informationsgehalt miteinander verschränkt waren. Ist es nicht fantastisch, wie etwas, das es nach allen bisherigen Regeln unserer angestammten Wissenschaft eigentlich gar nicht geben dürfte, solch »gewichtige« Auswirkungen haben kann? Sicherlich wäre es hier wünschenswert, noch mehr Versuche und weitere Messreihen zu starten und dem Phänomen systematisch auf den Grund zu gehen. Leider jedoch übersteigt ein solches Vorhaben, das zahllose Messreihen und Wägeversuche benötigen würde, bei weitem die finanziellen Mittel und Möglichkeiten, die ein kleines privates Institut wie das von Klaus Volkamer hat. Zwar hat er der Industrie schon mehrfach angeboten, die Messversuche in eigenen Labors unter dortiger Aufsicht und Regie nachzuvollziehen. Doch offensichtlich scheint die Pharmaindustrie daran nicht interessiert. Klaus Volkamer, selbst promovierter Chemiker und Physiker sowie früher viele Jahre bei einem großen deutschen Chemiekonzern tätig, ist heute als »Feinstofflichkeits-Papst« in den komplementären Wissenschaften eine überall bekannte und anerkannte Größe; er hat zahlreiche wissenschaftliche Artikel, Bücher und Dokumentationen publiziert sowie YouTube- und Online-Beiträge verfasst. In den Kreisen der etablierten traditionellen Forschung hingegen findet er bislang leider nur wenig Gehör.

Wunderheilung als kultureller Bestandteil der Menschheit

Ein Mann fällt aus dem fünften Stock, ist querschnittsgelähmt und heilt sich selbst durch die Kraft seiner Gedanken. Hirntote schlagen während der Organentnahme um sich, und transplantierte Körperteile bringen neben der neuen Funktion auch alte Erinnerungen des Spenders mit. Menschen leben ihr ganzes Leben ohne Essen oder Trinken und ernähren sich ausschließlich von Licht. Hunde verfügen über telepathische Fähigkeiten und wissen, wann das Herrchen nach Hause kommt. Und Wassermoleküle verwandeln Worte oder Musik in kristalline Form: Wenn man sich diese Aufzählung von nur einer kleinen Auswahl der aktuellsten Phänomene unserer Zeit betrachtet, scheint es fast, als hätte ein Drehbuchautor seiner Fantasie freien Lauf gelassen. Dennoch entstammen sie alle den

Schilderungen zahlreicher offizieller Studienprotokolle und Versuchsberichte auf Grundlage wissenschaftlicher oder alternativwissenschaftlicher Forschungen. Die Berichte dokumentieren, dass all jene Phänomene wirklich passiert sind und noch immer geschehen, jeden Tag aufs Neue. Und alle sind sie nach konservativ-wissenschaftlichem Kenntnisstand nur schwer zu erklären. Sind diese Wunder, wenn man sie also rational nicht fassen kann, Teil einer modernen Sicht der Dinge?

Trotz des enormen Fortschritts der Wissenschaft respektive der wissenschaftlichen Medizin sind wir bei dieser Frage nicht weiter als vor hundert oder tausend Jahren. In der Antike betrachtete man das Mystische mit dem Glauben an Götter oder an einen Gott und in einer Weltsicht aus diesseitigen wie jenseitigen Sphären. Im Zeitalter der Aufklärung begann sich dann der Blickwinkel der Rationalität durchzusetzen, die Wissenschaft sagte sich schließlich endgültig vom Geistigen los und berief sich auf die Vernunft als universelle Urteilsinstanz – mit der Hinwendung zu den logischen Gesetzen der Natur. Heutzutage schließlich gibt es wieder vermehrt magische Gesichtspunkte, die unser Leben auf sprichwörtlich wundersame Weise und manchmal jenseits aller Vernunft neu beleuchten.

Doch die Abkehr von einer gesamtheitlichen Betrachtung des Menschen führte zum heutigen medizinischen Paradigma, in dem Phänomene wie die Geistheilung keinen Platz haben. Deswegen bereitet es uns Probleme, an Wunderheilungen zu glauben. Dabei sind die Evangelien, die zu den bleibenden Grundlagen unserer christlich-abendländischen Kultur gehören, voller Erzählungen über Heilungen, die alles andere als auf rein körperlicher Ebene geschahen, sondern initiiert durch den Geist und das Göttliche eintraten. So kam es beispielsweise bei den Heilwundern Jesu, der Blinde, Lahme, Aussätzige und Besessene heilte und selbst Tote zum Leben erweckte, durch Handauflegen oder symbolische Rituale zu einer Übertragung göttlicher Heilkraft auf die Erkrankten.

Derartige Wundererzählungen gab es jedoch nicht nur im Zusammenhang mit dem Leben und Wirken Jesu, sondern in jeder Epoche und jedem Kulturkreis. Ob beim Imhotep-Heilkult in Ägypten, beim Asklepios-Kult der Griechen oder bei den Marienerscheinungen späterer Jahrhunderte – seit alters suchten Kranke in Tempeln, Kirchen und anderen heiligen Orten neben Segnung auch nach Heilung. Und schon von jeher orientierten sie sich dafür am Übernatürlichen und Unerklärlichen. Dass sich dies bis heute nicht geändert hat, belegen die Pilgerströme von Millionen Christen, Juden, Muslime, Hindus, Buddhisten, Bahai, die auf den göttlichen Wegen aller Weltreligionen nach neuer Gesundheit suchen.

So zählt die Basilika der Jungfrau von Guadaloupe neben Orten wie Mekka und Jerusalem zu den größten Pilgerstätten der Erde und bietet Platz für insgesamt 40 000 Gläubige. Rund 20 Millionen kommen jährlich in den mexikanischen Wallfahrtsort, der unlängst vom Vatikan anerkannt und heiliggesprochen wurde, da man in Rom ja immer noch an dem jahrhundertealten Anspruch festhält, Wunder rechtsgültig definieren zu müssen: Eine mit wechselnden Medizinprofessoren besetzte

Kommission, die sogenannte Consulta Medica, prüft bei allen Selig- und Heiligsprechungsverfahren, ob eine zugeschriebene Heilung tatsächlich unerklärlich ist und als Wunder in Betracht kommt.

Zwei Beispiele mit unterschiedlichem Ausgang sind zum einen der Heiler Fratel Cosimo aus Sizilien, der mit dem Einverständnis der Kirche Pilger im Hunderterpack durch Gruppengebete heilt, sowie zum anderen der exkommunizierte italienische Priester Carlo Gatti, dessen konsekrierte Hostien auf wunderbare Weise das Blut Christi gezeigt haben sollen. Besonders erwähnenswert im Zusammenhang mit der Aurachirurgie sind allerdings die Wunder des heiligen Wolfgang: Noch heute kann man in St. Wolfgang in Wachs gegossene Körperteile und illustrierte Abbildungen von Menschen besichtigen, die seinerzeit dem gottgesandten Heiler diejenigen Stellen wiesen, an denen er seine Wunderheilungen vollbrachte.

Geht man nun davon aus, dass angesichts einer derart weltweiten Akzeptanz des Übernatürlichen auch eine gewisse Offenheit für alternative Heilmethoden vorhanden sein müsste, könnte doch auch die Geistheilung in einem weiten, über die Kirche hinausgehenden Sinne hohe Zustimmung finden. Leider bleiben Wunderheilungen jedoch insbesondere im breiten Konsens westlicher Kulturen – wenn überhaupt – nur dem Klerus vorbehalten. Denn übernatürliche Heilung ist ein göttlicher Akt und darf nur von »ausgewiesenen Experten« und durch die Allmacht Gottes herbeigeführt werden. Im Extremfall gilt Wunderheilung sogar als »Teufelswerk«. Darum verwundert es auch nicht, dass Behandlungsmethoden, die der Geistheilung zugehören – wie zum Beispiel Handauflegen, Huna, Prana, Reiki sowie mediumistisches und schamanisches Heilen –, meist fernöstlichen oder lateinamerikanischen Kulturen entspringen oder sich zumindest an ganzheitlichen, energetischen Heilkonzepten dieser geografischen Räume orientieren. Viele, die Heilung alternativ oder ergänzend zur klassischen Medizin suchen, reisen dafür in die entlegensten Winkel des Amazonas, um dort an schamanischen Reinigungs- und Heilungszeremonien teilzunehmen, oder sie lassen sich von philippinischen Heilern die Krankheit mit dem Mund aus dem Leib saugen.

Anders als in westlichen Kulturen hat sich in solchen Ländern die Tradition der Geistheilung bis in den modernen Alltag überliefert. Wunderheiler sind dort fester Bestandteil des allgemeinen Heilwesens und Wunder fast täglich anzutreffen. In einem System, in dem sich das kollektive Bewusstsein von Individuen auf die Möglichkeit konzentriert, dass Heilphänomene tatsächlich funktionieren, wird aus diesem Potenzial auch Wirklichkeit. Automatisch wird dann nur die Realität wahrgenommen, die erzeugt wurde – eine kollektive Realitätsgestaltung par excellence, wobei die sogenannte objektive Realität nichts anderes als die subjektive Realität von vielen ist. So gehören die in Indien verbreiteten yogischen Praktiken beispielsweise schon längst zur allgemein herrschenden Anschauung, also sozusagen zum gesellschaftlichen »Common Sense«: Meditierende sollen dabei unter anderem im Zustand des »Samadhi« – in tiefster Versenkung und innerer Aufmerksamkeit – mit keiner oder nur geringsten Mengen an Nahrung monatelang auskommen. Über Tage lassen sie sich gar in Särgen mit minimaler Sauerstoffzufuhr vergraben, ohne dass jemand dies als irreal bezeichnen würde oder gar anstößig fände.

Dass in unserer Gesellschaft paranormale Phänomene äußerst kontrovers diskutiert werden und man Menschen mit außergewöhnlichen Fähigkeiten misstrauisch begegnet, geschieht nicht ohne Grund – bedenkt man nur einmal, dass sich auf diesem Feld wissenschaftlich unbewiesener Phänomene natürlich auch Quacksalber und Scharlatane fröhlich tummeln. Allerdings ist bei aller Skepsis doch auch eine starke Hinwendung bestimmter Kreise in der Bevölkerung zu diesen Themen zu verzeichnen, ein tiefer Wunsch, sich über die engen Grenzen der verstandesmäßigen Wirklichkeit hinauszubewegen.

Der Ruf nach mehr, als die klassische Medizin zu leisten imstande ist, erschüttert unser etabliertes Newton'sches Weltbild. Gern möchte man an diese oder jene Heilkraft und an das eine oder andere Phänomen glauben. Und tatsächlich: Vergleicht man die heutige gesellschaftliche Akzeptanz für Paranormales noch mit dem Beginn des vergangenen Jahrhunderts, sind wir den Wundern schon deutlich näher gekommen. Berufsrutengänger nehmen an geologischen Expeditionen auf der Suche nach Bodenschätzen teil. Regierungen setzen auf Parapsychologie, um getarnte feindliche Raketenstellungen zu lokalisieren. Kaum ein Wissenschaftler leugnet noch die Wahrscheinlichkeit außerirdischen Lebens. Und grenzwissenschaftliche Lehrgänge erobern die Universitäten in aller

Welt. Man kann diese Entwicklung übrigens auch selbst beobachten, ist es doch im alltäglichen Sprachgebrauch heutzutage absolut Usus, bei Menschen, Situationen und Objekten von »Energien« zu sprechen – wie hätten hingegen die Leute noch vor fünfzig Jahren geschaut, wenn man einem Haus oder einem Ort eine gute oder schlechte Energie zugesprochen hätte?

Dennoch bleiben wir bei aller Hinwendung zum Spirituellen für das Unerklärliche nur schwer empfänglich. Denn so schön es sich auch vorstellen ließe, dass es Wunderdinge wie die Materialisierungen des mittlerweile verstorbenen Sathya Sai Baba gibt, alchemistische Heilmittel mit Wunderkräften oder Schamanen wie Don Agustin Rivas, die in einem veränderten Bewusstseinszustand Reisen in die nichtalltägliche Wirklichkeit unternehmen und Kontakt zu Heilgeistern aufnehmen, so sehr überkommt uns doch die Unsicherheit, uns all dies als »tatsächliche Wirklichkeit« für unser eigenes Leben vorzustellen. Anders ausgedrückt: Jedem Betrachten denkbarer Wunder wohnt eine leise Skepsis inne, zusammen mit einem inneren Drang, alles Hoffen, alles Glaubenwollen mit einem nüchternen Radikalschlag der Rationalität zunichtezumachen. Der Verstand ist immer wachsam. Wir sind und bleiben verfangen im Determinismus, hin- und hergerissen zwischen dem »Aberglauben« des Mittelalters, der wissenschaftlichen Vernunft und der Prägung durch die Kirche. Unsere Haltung bleibt somit im tiefsten Inneren uneindeutig. Frei nach dem Motto »Bevor ich es nicht selbst erlebt habe …« fällt wahrer Glaube schwer, und selbst dann rührt uns noch steter Zweifel. Allein der

Gottesgläubige hat es leichter, auch an Wunder zu glauben.

So bleiben viele der Fragen, die uns beschäftigen, in unserer Kultur weitestgehend unbeantwortet, und wir können bestenfalls nur glauben: Ist Krankheit allein eine Folge energetischer Störungen? Können Träume und Hypnose den Weg in die Genesung weisen? Ist es denkbar, dass Menschen geheilt werden, indem ihnen ein Arzt die Hände auflegt? Oder indem man positive Gedanken entwickelt? Wie groß ist die Macht von Geist und Seele für die Gesundheit? Gibt es ein Leben nach dem Tod, Geister, kosmische Intelligenz und dergleichen mehr? Wir wissen im Grunde gar nichts, und es ist zu bezweifeln, dass man die Geheimnisse zwischen Himmel und Erde je mit herkömmlichen wissenschaftlichen Methoden wird lösen können – oder ob sie immer Glaubenssache bleiben.

Vielleicht ist es ja ein auch für Skeptiker gangbarer Weg, pragmatisch zu sein und »nicht alles auf einmal glauben zu wollen« – wer aufgrund von positiven Erfahrungen oder Berichten von der Energiearbeit überzeugt ist, muss es noch lange nicht von der Telekinese sein; wer auf Reiki schwört, muss nicht automatisch auch die Aurachirurgie für gut befinden; und wer bei bestimmten Erkrankungen zum Homöopathen geht, findet bei anderen Beschwerden vielleicht dennoch den Weg in die Praxis des Hausarztes (der vielleicht sogar selbst mit homöopathischen Mitteln arbeitet, wie das folgende Kapitel zeigt). So kann man von Fall zu Fall entscheiden, ob dies oder jenes ein Wunder ist, an das man glauben möchte, oder eben nicht. Denn im Gegensatz zu früheren Zeiten kann jeder das Passende für sich heraussuchen, um ein eigenes Verständnis für seinen Körper zu erlangen. Und dies geschieht wohl nicht ausschließlich durch überwältigende Heilphänomene, sondern durch die gebührende Achtsamkeit gegenüber den kleinen wunderbaren Zusammenhängen von Körper, Geist und Seele, die das Mysterium unserer Gesundheit täglich aufs Neue wahr werden lassen.

In diesem Sinne befinden sich heute sicherlich mehr Menschen auf dem Weg zu einem solchen neuen Verständnis als Wundergläubige auf ihrer Pilgerreise zum nächsten Wallfahrtsort.

Eine neue Humanität in der Medizin

Man muss nicht unbedingt an Wunder glauben, um auf alternative Heilkunst zu setzen – oft ist es die Unzufriedenheit mit der Schulmedizin, die den Ausschlag gibt, neue Wege zu suchen. Jedes Naturheilmittel, das verkauft wird, jeder neue Homöopath, der sich niederlässt, ist die Auswirkung einer Vertrauenskrise, in die sich die klassische Medizin selbst hineinmanövriert hat.

So ergab eine weltweite Befragung von 10 000 zufällig ausgewählten Patienten, die im Juni 2010 im Deutschen Ärzteblatt veröffentlicht wurde, dass in kaum einem anderen Land die Menschen so unzufrieden mit der Qualität der medizinischen Versorgung sind wie in Deutschland. Nur 34 Prozent nannten sie »sehr gut« oder »ausgezeichnet«.[19] Dass sich deshalb beispielsweise immer mehr Patienten trotz eines fehlenden offiziellen »wissenschaftlichen Wirkungsnachweises« der Homöopathie zuwenden, liegt nicht nur an deren Ganzheitlichkeit der Behandlung, sondern auch an der weitverbreiteten Abgestumpftheit und Technikgläubigkeit in der offiziellen Medizin. Patienten erleben in Krankenhäusern vielfach, dass sie nicht »als Mensch« behandelt werden, sondern etwa als »die linke Niere von Zimmer zwölf«. Viele Hausärzte erübrigen kaum mehr als zehn Minuten für ein Patientengespräch und denken offenbar, allen sei geholfen, wenn sie Rezepte aushändigen.

Dabei ist es kein Wunder, dass alternative Heilmethoden und insbesondere die Homöopathie seit Mitte der 1970er-Jahre einen gewaltigen Boom erfahren haben. Nach einer im März 2014 veröffentlichten schriftlichen Versichertenbefragung des Gesundheitsmonitors, herausgegeben von der Bertelsmann Stiftung und der BARMER GEK, schnitten in puncto Zuhören, auf Fragen besser eingehen, Rücksichtnahme auf Ängste und Sorgen homöopathische Ärzte signifikant besser ab als nicht homöopathisch behandelnde Ärzte. Dementsprechend sind es auch die homöopathischen Ärzte, mit denen Patienten am häufigsten »vollkommen zufrieden« sind und zu denen sie am häufigsten großes Vertrauen haben. Einer Studie des renommierten Instituts für Demoskopie Allensbach[20] zufolge, welche die Bekanntheit, die Verwendung und das Image homöopathischer Arzneimittel untersuchte, nehmen heute mit 57 Prozent der Bevölkerung mehr als doppelt so viele homöopathische Mittel als noch 1970 (24 Prozent). Über 90 Prozent der Deutschen wissen etwas mit dem Begriff »Homöopathie« anzufangen, und auch die Kenntnisse um die Besonderheiten homöopathischer Präparate sowie die Nachfrage nach Homöopathie haben in Deutschland deutlich zugenommen. Nach Angaben des Deutschen Zentralvereins homöopathischer Ärzte (DZVhÄ) nehmen laut repräsentativer Umfragen jährlich 17 Prozent der Versicherten eine homöopathische Therapie in Anspruch, wobei vier von fünf Patienten mit der Behandlung zufrieden sind. So zeigt die aktuelle Studie »Beste kundenorientierte Krankenkasse 2018« der Deutschen Finanz-Service Institut GmbH (DFSI), dass die Nachfrage der Homöopathie bei Krankenkassen weiter steigt, womit die Homöopathie laut Handelsblatt auf Platz fünf der nachfragestärksten Leistungen kletterte. Als Folge dieser stetig wachsenden Beliebtheit wünschen sich immer mehr Bürger eine »Integrative Medizin«, also ein Miteinander von konventioneller Medizin und Verfahren der Homöopathie, Naturheilkunde und Anthroposophischen Medizin, die alle Hand in Hand zum Wohl des Patienten eingesetzt werden könnten. Wie eine dem Deutschen Zentralverein homöopathischer Ärzte vorliegende repräsentative Forsa-Befragung zeigt, wünscht sich jeder zweite Bundesbürger eine Medizinwende hin zur Integrativen Medizin, so Cornelia Bajic, die 1. Vorsitzende des DZVhÄ.

So wundert es kaum, dass sich auch immer mehr Ärzte und Kliniken für die Alternativmedizin interessieren und beispielsweise die Homöopathie als Zusatzbezeichnung erlernen und komplementär praktizieren. Nach Angaben der Kassenärztlichen Bundesvereinigung (KBV) führten bereits im Jahr 2004 knapp 16 000 Ärzte die Zusatzbezeichnung »Chirotherapie«, 13 500 die Bezeichnung »Naturheilverfahren« und annähernd 7000 das Label »Homöopathie«. Die Anzahl der Mediziner, die Akupunktur anwenden, wurde vom Ärzteblatt im selben Zeitraum auf 20 000 bis 50 000 geschätzt. Heute dürften die tatsächlichen Zahlen noch weit darüber liegen, zumal vorsichtigen Schätzungen zufolge wenigstens über 60 000 Ärzte entsprechende alternativmedizinische Therapien anbieten, ganz zu schweigen von der überwältigenden Anzahl an Heilpraktikern. Zudem geht man davon aus, dass in Deutschland allein über 80 Prozent der Hausärzte homöopathische Präparate verordnen – aus gutem Grund, denn laut der DZVhÄ liegen mittlerweile zahlreiche Studien aus dem Bereich »Comparative Effectiveness Research« vor, die alle zeigen, dass Homöopathie in der ärztlichen Praxis ähnlich effektiv wie konventionelle Therapien ist, aber deutlich weniger konventionelle Arzneimittel benötigt. Entsprechend gibt es wohl kaum noch eine Apotheke, die heutzutage keine homöopathischen Präparate in ihrem Sortiment hätte. Mehr als 3000 Apotheker verfügen außerdem über eine homöopathische Ausbildung, wie der Deutsche Apothekerverband mitteilt.

Zum Vergleich: Eine Umfrage von 2008 unter amerikanischen Krankenhäusern durch das »Health Forum« stellte fest, dass über 37 Prozent der Kliniken eine oder mehrere alternativmedizinische Therapien anboten, was einen Zuwachs von 26,5 Prozent innerhalb von drei Jahren bedeutete. Diese Entwicklung ist also in allen westlichen Ländern ähnlich. Allein in Europa sollen komplementärmedizinische Verfahren von mehr als hundert Millionen Menschen in Anspruch genommen werden.[21] Entsprechend werden längst auch auf politischer Ebene Forschungsprojekte zur Komplementärmedizin mit immer mehr Fördermitteln finanziert. Lehrstühle für integrative Medizin und Naturheilkunde sowie Stiftungsprofessuren gibt es nach Angaben der Hufelandgesellschaft (Dachverband der Ärztegesellschaften für Naturheilkunde und Komplementärmedizin) bereits in Berlin, Rostock und Duisburg-Essen sowie an der Uni Witten/Herdecke. In Bayern und Tübingen sind ähnliche Lehrstühle in Planung.

Dennoch ist der Zugriff auf alternative Techniken keineswegs unproblematisch, schon aufgrund ihrer immer noch fehlenden Akzeptanz in großen Teilen des Klinik- und Wissenschaftsbetriebs. Nach wie vor zu selten findet eine Verzahnung mit den bestehenden medizinischen Systemen statt. Bis auf einige Ausnahmen gibt es an deutschen Privatkliniken oder kommunalen Krankenhäusern weder feste Positionen für alternative Heilkunst innerhalb des Krankenhausbetriebs, noch werden regelmäßig bioenergetische Diagnose- oder Therapieverfahren eingesetzt. Selbst jahrtausendelang bewährte Verfahren wie die Akupunktur werden vielfach immer noch als »Placebo« oder »unwissenschaftlich« abqualifiziert. Der primäre Grund hierfür dürfte sein, dass Krankenhäuser betriebswirtschaftlich geführte Unternehmen und damit abhängig von den Überweisungen niedergelassener Ärzte sind. Wenn sich herumspricht, dass alternative Therapiemethoden durchgeführt würden, könnte dies das Aus für eine Klinik bedeuten – es sei denn, sie würde ausschließlich auf Patienten setzen, die derlei neue Herangehensweisen begrüßen.

Ein Beispiel hierfür kommt aus der Schweiz. Neun Jahre hatte die kardiologische Abteilung des Kantonsspitals Glarus mit der Heilerin Alena Jöstl erfolgreich zusammengearbeitet und ihre medialen Fähigkeiten in der Art eines »Medical Intuitive« zum Wohl der Patienten eingesetzt. Aus einem geistig-feinstofflichen Blickwinkel heraus gelang es der Geistheilerin, die elektromagnetischen Felder im Körper der Patienten und damit Störungen und Mängel zu erkennen. Der Zulauf war enorm, Patienten kamen selbst aus dem fernen Ausland. Mit der Pensionierung des damaligen Chefarztes war Alena Jöstls heilerisches Schicksal allerdings besiegelt; sie arbeitete noch zwei Jahre ohne Rückendeckung »von oben« und wurde 2007 schließlich gekündigt.

Könnte nun eine solche Kooperation völlig gegensätzlicher Heildisziplinen nicht Schule machen? Tatsächlich ist Privatdozent Dr. Hendrik Treugut gerade an der Planung für ein zukunftsweisendes Modell zur Integration bioenergetischer Therapie- und Heiltechniken ins klassische Repertoire von Kliniken. Im Vergleich zu einzelnen komplementärmedizinischen Verfahren, deren größte Gemeinsamkeit ihr Gegensatz zur Schulmedizin darstellt und die daher kaum übergreifende Konzepte bieten, weist die Energie- und Informationsmedizin aufgrund ihres naturwissenschaftlichen Ansatzes große Parallelen zur Lehrmedizin auf und ist zudem mit den meisten alternativen Systemen kompatibel. Mit ihren diagnostischen und therapeutischen Methoden, die zum Beispiel auf der elektromagnetischen Feldtheorie, der Biophotonentheorie wie auch der Quantenmechanik beruhen, vereint die Energiemedizin uraltes Heilwissen mit den neuesten technischen Möglichkeiten und könnte vielleicht entscheidende Impulse auf dem Weg zu einer ganzheitlich orientierten integrativen Medizin der Zukunft geben. In den USA ist »Energy Medicine« bereits die fünfte anerkannte Säule in der Komplementärmedizin und wird dort wie in vielen anderen Ländern an Hochschulen und Universitäten unterrichtet. Und wer weiß, vielleicht ist es ja auch schon bald ganz normal, dass während der täglichen Arztvisite ein Gerhard Klügl, so wie einst Alena Jöstl, mit ans Krankenbett kommt und verborgene karmische Verstrickungen aufspürt.

Ganzheitliche Heilung: ein notwendiger Schritt für den Patienten

Alternative Heilmethoden sind gleichzeitig Impulsgeber für Veränderungen auf der Bewusstseinsebene des Patienten. Durch immer neuere ganzheitliche Behandlungsmethoden entwickelt auch der Kranke ein neues Verständnis seiner Krankheit und erkennt das Zusammenwirken von Körper, Geist und Seele. Wer schon einmal das »Wunderwerk Mensch« beispielsweise bei einer osteopathischen Behandlung kennengelernt und am eigenen Leib erfahren hat, dass minimale Druckimpulse am Hinterkopf genügen, augenblicklich eine jahrelange Nasenschleimhautentzündung abschwellen zu lassen, oder dass wenige Heilimpulse auf der Fußsohle schulmedizinisch nicht diagnostizierbare Organschmerzen beheben, wird das bestätigen können.

Während uns von der offiziellen Medizin mehr oder weniger nur beigebracht wurde, dass wir – bildlich gesprochen – ein »Produkt von der Stange« sind, das wie alle anderen »Produkte« nach den gleichen Bauplänen funktioniert und mit denselben Mitteln repariert werden muss, erfahren wir durch die Alternativmedizin ein völlig neues »Körpergefühl«: Jeder Mensch ist einzigartig, ein Unikat hochkomplexer Anlagen, Lebensumstände und psychischer Faktoren, und jeder folgt daher eigenen Gesetzen bei der Wirksamkeit von Behandlungsmethoden. Was den einen heilt, muss dem anderen noch lange nicht helfen. Oder nur weil einmal etwas geholfen hat, muss es das nächste Mal nicht unbedingt wieder so sein. Heilerfolg ist also immer abhängig von zahlreichen Aspekten, unter anderem von der richtigen Methode zum richtigen Zeitpunkt mit dem richtigen Therapeuten. Infolgedessen haben auch Standardtherapien keine Gültigkeit, und Heilmethoden lassen sich nicht kategorisch über einen Kamm scheren nach dem Motto, dieses Verfahren sei gut, jenes grundsätzlich schlecht, das eine sei das einzig Wahre und das andere völliger Humbug und so weiter.

So einleuchtend dieser Gedanke auch ist, so unbequem wird die Konsequenz daraus für manch einen sein, denn man kann als Patient nicht alle Hoffnung, Enttäuschung oder Verantwortlichkeit allein auf den Arzt übertragen. An dieser Stelle sei zugegeben, dass die Unzufriedenheit mit der Schulmedizin zum Teil natürlich auch von der eigenen Erwartungshaltung des Patienten herrührt – bei aller Skepsis gegenüber der Allmacht unserer Halbgötter in Weiß erhoffen wir doch von jeder Therapie, von jedem Arztbesuch durch das Delegieren der Verantwortung de facto auch das Eintreten eines Wunders. Wer in Zukunft eine humanere Medizin haben möchte, darf sich aber nicht nur schicksalsergeben in die Obhut eines »Fachmanns« begeben und sich damit bescheiden, sondern muss Eigeninitiative ergreifen. Dazu gehört es, das eigene Bewusstsein für die gesundheitlichen Zusammenhänge zu schärfen und ein »Mitgefühl für sich selbst« zu entwickeln. Das bedeutet auch, dass man etwa nach einer Herzkatheder-Operation nicht ins Freie rennt und erst mal eine raucht, sondern seine Verhaltensweisen ändert und das Leben eigenverantwortlich neu gestaltet, indem man Notwendigkeiten wie Möglichkeiten selbst erkennt und bei der Wahl alternativer Heilwege selbstständig vorgeht.

Man wird wohl auch in naher Zukunft von einem gestandenen Allgemeinarzt nicht wirklich erwarten können, dass er eine Huna-Heilerin empfiehlt, oder von einem Internisten, dass er zum Auflösen karmischer Muster durch einen Aurachirurgen rät. So wird der Patient diese diversen Möglichkeiten selbst in Betracht ziehen und abwägen müssen, inwieweit sie ihm helfen können. Ein sinnvoller »Medizin-Mix« im Sinne einer ganzheitlichen Betrachtung funktioniert dementsprechend nur durch »mündige« Patienten, die nach allen Seiten hin offen sind und sich ein eigenes individuelles »Heilkonzept« erstellen können. Ob dieses Konzept dann im Endeffekt klassisch schulmedizinisch, alternativmedizinisch oder durch tiefen Glauben beziehungsweise Placeboeffekte oder auch durch eine Kombination mehrerer Verfahren zustande kommt, spielt keine Rolle. Wichtig ist allein, sich gut zu informieren und nichts unversucht zu lassen. Welcher Hebel dabei auch immer umgelegt werden muss, um Heilung auszulösen, es sei dem Glück und dem Geschick des Patienten wie auch seiner Intuition überlassen und nicht länger ausschließlich der etablierten Medizin oder den Protagonisten der Pharmaindustrie.

Aurachirurgie im Einsatz als fester Bestandteil im »Medizin-Mix«

Dr. Folker Meißner verfügt über eine klassische medizinische Ausbildung, er ist jahrelang in der Anästhesie und Chirurgie tätig gewesen, war längere Zeit bei der Bundeswehr (zuletzt als Oberstarzt) und stets auf der Suche nach neuen medizinischen Erkenntnissen. Eines Tages aber erkannte er die Grenzen der klassischen Medizin. Er begann, sich ergänzend mit der Akupunktur zu beschäftigen, und wurde zehn Jahre später TCM-Ausbilder. Im Zuge dessen interessierte er sich bald auch für die Homöopathie, und wenig später kamen dann eine NLP-Ausbildung und eine eigene Praxis hinzu. Ab da wurde es immer feinstofflicher, und irgendwann beschäftigte er sich mit dem Bewusstsein, mit Informationsfeldern und schließlich mit den unterschiedlichen Übergangsphasen der Aura.

Heute arbeitet Meißner klassisch in eigener Praxis als

anerkannter Informationsmediziner mit Schwerpunkt Akupunktur sowie als Arzt im organisierten Notdienst. Er ist 1. Vorsitzender der Deutschen Akademie für Energiemedizin und Bioenergetik e.V. und zweifellos einer jener modernen Schulmediziner, die über ihren »Tellerrand« weit hinausblicken. Dass er sich dabei nicht von der klassischen Medizin abgewandt hat, sondern sie ergänzt, ist ihm wichtig. Denn zweifellos hat für ihn jede Aufgabe im Bereich der Medizin ihre Berechtigung: Ein guter Chirurg oder Notarzt werde – abhängig vom Anlass – mindestens ebenso dringend gebraucht wie ein guter Alternativmediziner, sei er Arzt oder Heilpraktiker.

Doch neben dem »Wie«, das heißt der klassischen Bekämpfung von Symptomen, interessierte Meißner im Laufe der Jahre immer mehr das »Warum«, der Grund einer Erkrankung. Störfälle zu beheben war eine Sache, das Herausfinden von Ursachen eine ganz andere. Warum erleidet jemand einen Schlag- oder Herzanfall, warum hat jemand Gallen- oder Nierensteine?

Meißner sieht in jeglicher Erkrankung den Hinweis auf gestörte Informationsmuster, die gewissermaßen als Oszillator im Körper arbeiten und Störfelder auslösen. Diese Störfelder können auf emotionale Narben durch Erlebnisse zurückgehen oder aber auch durch einen faulen Zahn oder alte physische Verletzungen verursacht worden sein – sie zu finden und aufzulösen ist Meißners Anspruch. Er verwendet hierfür unterschiedlichste Verfahren wie beispielsweise die Laser- oder Nadelakupunktur, die Chiropraktik, die Neuraltherapie, die Homöosiniatrie (TCM plus Homöopathie), die Hypnotherapie und NLP.

Nachdem Meißner auch mit Reconnective Healing arbeitet sowie einer eigenen energetischen Behandlungsform zur Messung der Chakren-Drehrichtung, ohne direkten Körperkontakt auszuüben, wurde er oft nach der Aurachirurgie gefragt. Folglich belegte er einen Kurs bei Gerhard Klügl.

Inzwischen ist die Aurachirurgie ein fester Bestandteil in Meißners Therapieprogramm. Insbesondere bei chronischen Krankheiten ist sie ihm außerordentlich hilfreich. Ihr Einsatz ergibt sich aus der Anamnese und dem Befund. Wenn auf den unterschiedlichsten Ebenen nichts ermittelt werden kann, was die Belastung des Patienten erklärt – seien es körperliche oder psychische Beeinträchtigungen –, liegen die Ursachen offensichtlich jenseits der Möglichkeiten klassischer Diagnose- und Therapiemethoden. Und genau dann bringt Meißner die Aurachirurgie zum Einsatz: Er erweitert das Spektrum der Ursachenforschung einfach mal ins Undenkbare und geht davon aus, dass Krankheitsbilder auch über Generationen vererbt werden können – vielleicht auf die gleiche Weise, wie Tiere Fluchtmechanismen an ihre Nachfahren weitergeben. Und als hätte er einen Lebenskalender, der allerdings bis weit vor die Geburt zurückreicht, ruft er dazu aus dem Gedächtnis des Emotionalkörpers eines Patienten Informationen ab, wann welches Störfeld entstanden ist, um anschließend die emotionale Signatur zum Zeitpunkt des Entstehens nach Gerhard Klügls Prinzip der karmischen Verstrickungen zu löschen.

Deshalb sieht Meißner es als eine unbedingte Voraussetzung für den erfolgreichen Verlauf einer aurachirurgischen Sitzung an, dass der Therapeut in seinem eigenen Informationsfeld »sauber« und unvoreingenommen bleibt und die Krankengeschichte des Patienten nicht projektiv in die Behandlung hineinbringt. Nur so könne er in Resonanz mit dem Körperfeld des Kranken treten und einen feinstofflichen Informationsaustausch aufbauen. Ist das erst geschafft, sei fast alles denk- und machbar. Ein guter Therapeut könne dann mit den geeigneten intuitiven Bildern und Fragen den karmischen Ur-Informationen auf den Grund gehen und Heilungsprozesse in Gang setzen. Der Vorstellung nach mache ein Aurachirurg dann genau das, was ein klassischer Chirurg auch macht. Und er würde auch in etwa dieselben Erfahrungen machen wie bei einem schulmedizinischen Eingriff.

Das Auflösen karmischer Muster ist damit für Meißner die perfekte Ergänzung seines breit gefächerten Therapieangebots. Je nach Bedarf lasse sich die Aurachirurgie auch problemlos im Rahmen von Nachbehandlungen durch NLP oder die Klopfakupressur (EFT) zur Stabilisierung der Psyche ergänzen. Sie habe sogar im Vergleich zu seinem angestammten Fachgebiet, der TCM, einen Vorteil, da sie sich nicht an Meridianen orientiert und damit keine Grenzen hat. Wer sich erst mit der Aura und ihrer Bedeutung beschäftige, gewinne eine völlig andere Einstellung zum Körper, als würde er ein Kniegelenk oder ein Organ untersuchen, schildert Meißner seine Arbeit als Aurachirurg. Mit dem Emotionalkörper der Aura sei man wirklich im Bereich der Ur-Information für Energieblockaden und Störungen.

»In 15 bis 20 Jahren werden die heute noch stiefmütterlich behandelte Informationsmedizin, Geistheilungen wie auch die Aurachirurgie ein fester Bestandteil jeder ganzheitlichen ärztlichen Tätigkeit sein.«

Dr. Folker Meißner

Nicht anders sieht dies auch Privatdozent Dr. Albrecht Hempel, früherer Chefarzt des Herzzentrums Brandenburg und der Inneren Abteilung am Krankenhaus Dresden-Friedrichstadt, inzwischen Leiter des Zentrums für Energie- und Umweltmedizin Sachsen (ZEUMS). Hempel ist renommierter Schulmediziner und Spezialist für Herz-Kreislauf-Erkrankungen. Er ist verantwortlich für die inhaltliche Ausrichtung des ZEUMS auf Grundlage seines profunden medizinischen Fachwissens und behandelt auch heute noch in der Kardiologie Infarkte. Allerdings fragte er sich eines Tages, ob der Weg der Schulmedizin der einzig richtige sei. Wenn wir Dinge nicht erklären können und immer mehr finanzielle Mittel für zum Beispiel immer komplexere und teurere Antibiotika aufwenden, ohne dass chronische Erkrankungen oder Infektionskrankheiten nennenswert eingedämmt werden, müsse man neue Wege beschreiten, so Hempel. Dass er dabei ausschließlich an Integration interessiert ist, beweist das umfangreiche Leistungsangebot des ZEUMS.

Hempel möchte schulmedizinisches Wissen mit modernen Methoden der Medizin verbinden und sieht gesamtheitliche Therapie auf unterschiedlichsten Stufen: bei akuten organischen Störungen wie Herzversagen durch Behandlung auf körperlicher Ebene wie auch auf seelischer energetischer Ebene durch die Analyse gestörter Information und Funktion. Hier interessiert ihn speziell, warum und wie beispielsweise jemandem über Jahre hinweg etwas so sehr zu Herzen gehen kann, dass er davon irgendwann einen Infarkt erleidet, denn Herzerkrankungen rühren nach Ansicht Hempels fast immer von einem Gefühlsstau. Gefühle sind daher im Zusammenhang mit Krankheiten ein wesentlicher Faktor für die Energiemedizin, zumal der Verstand ihnen in der Praxis nachgeordnet sei. Entsprechend kann Hempel über eine Reihe diagnostischer wie auch therapeutischer Verfahren die energetischen Schwingungsmuster des Patienten messen und behandeln, ohne dass der Patient bewusst gegensteuert. Im Extremfall allerdings könnten diese Emotionen so »tief« im Informationsfeld des Patienten verwurzelt sein, dass der renommierte Herzspezialist auf die Unterstützung von Gerhard Klügl zurückgreift. Über dessen zugegebenermaßen sehr ungewöhnlichen Blickwinkel ließen sich Blockaden erkennen und auflösen, bei denen auch klassische bioenergetische Methoden manchmal nicht ausreichen.

Dass dabei Heilung über Körpermodelle und -atlanten geschieht, ist für Hempel nicht sonderlich ungewöhnlich. Er sieht darin ein anschauliches Beispiel für die quantenphysikalische Verschränkung – längst schon wird sie in der Energiemedizin genutzt, wo man mittels Frequenzmodulation auf Blutproben instantan und über Entfernung hinweg bestimmte Informationen auf Menschen überträgt. Ähnlich wie unter Milliarden von Telefonen auf der Welt ein bestimmtes Handy nur dann klingelt, wenn die richtige Nummer angerufen wird, kann der genetische Fingerabdruck von Blutproben mit dem entsprechenden Organismus verschränkt werden und eine Behandlung stattfinden. Unter anderem konnte Hempel nach eigener Aussage hiermit beeindruckende Erfolge in der Therapie von Diabetes und Bluthochdruck erzielen.

So lautet Hempels Grundsatz, unvoreingenommen alles, was er einmal gelernt und gedacht hat, beiseitezulegen und auch neue Konzepte anzudenken – insbesondere dann, wenn die alten an ihre Grenzen stoßen. Wer offen und neugierig ist, wird sein Weltbild erweitern und mit Erstaunen feststellen, dass wohl nicht alles, aber doch sehr vieles funktioniert, was lange für unmöglich gehalten wurde.

Hempel versteht sich dabei als Pionier beim Vorstoß in die Grenzbereiche der medizinischen Möglichkeiten – ein Fachmann für Selbstheilung, doch keineswegs ein Geistheiler im engeren Sinne. Man könne revolutionäre und unorthodoxe Methoden zwar ignorieren, meint er, besser sei es aber zu sagen: »Mensch, hier funktioniert etwas, was ich bisher über die gängige Zuordnung nicht verstehen kann, und dennoch funktioniert es!« Ebendas gilt für ihn bei der Aurachirurgie.

Von Mensch zu Weltenmensch

Gerhard Klügl im persönlichen Gespräch

Ein besonderes Augenmerk dieses Buches liegt gewiss darauf, die Aurachirurgie aus den unterschiedlichsten wissenschaftlichen Perspektiven zu beleuchten und ihre Wirkungsweise nach neuesten Erkenntnissen zu beurteilen. Dennoch können die geschilderten Aspekte nur Näherungen an die Wirklichkeit sein, denn ein Teil jeder Wirklichkeit wird immer von subjektiven Erfahrungen bestimmt bleiben. Wissen beruht schließlich nicht allein auf Formeln und Zahlen.

Um sich also ein umfassenderes Bild über die Aurachirurgie machen zu können, möchten wir, dass Sie über die Informationen am Anfang dieses Buches hinaus auch den Menschen Gerhard Klügl besser kennenlernen. Ein Porträt Klügls scheint uns nur mit einem persönlichen Interview hinreichend vollständig zu sein.

»Gratulation, Herr Klügl – das sieht ganz nach einer Aurachirurgie-Erfolgsstory aus, oder?«

»Na ja, Erfolg ist in diesem Zusammenhang wohl nicht ganz das richtige Wort. Schließlich geht es um Heilung und nicht um ein neues Internet-Start-up. Aber es stimmt schon: erst die TV-Doku ›Ich bin ein Weltenmensch‹, danach die Buchveröffentlichung, dann diese enorme

Medienresonanz und schließlich die breite Akzeptanz nicht nur bei Patienten, sondern auch bei Heilpraktikern und Medizinern. Und jetzt gibt es sogar eine eigene Aurachirurgie-Akademie in Liechtenstein – das hätte ich mir alles so niemals träumen lassen!«

»Ist denn die Gründung der Internationalen Akademie für integrale Medizin, kurz IAIM, für Sie die Krönung all Ihrer Bemühungen, die Aurachirurgie als komplementäre Therapieform zu etablieren?«

»Sie ist auf jeden Fall die vorläufige Krönung meiner Bemühungen, die Aurachirurgie als seriöse Therapieform zu etablieren. Es gab in den letzten Jahren sehr viel (unerwartet) positives Feedback vonseiten der Komplementär- wie auch der klassischen Schulmedizin. Man merkte plötzlich, dass diese neue Form der alternativen Heilung ernst genommen wurde, und so wollte ich das Ganze auch auf eine professionelle Basis bringen, welche dieser Anerkennung Rechnung trägt. Mir ist daran gelegen, dass ich mit der Aurachirurgie glaubwürdig bin – gerade weil nach dem Erscheinen meines Buches *Quantenland* ein regelrechter Aurachirurgie-Boom entstanden ist und so mancher ›Berufene‹ ohne medizinische Grundkenntnisse als Aurachirurg tätig wurde. Ich habe höchste Anerkennung für Heiler, die aus der Intuition ihren Weg zur Aurachirurgie finden und damit achtsam umgehen. Sie kann aber – das muss an dieser Stelle einfach noch mal gesagt werden – nicht ›nebenbei‹ erlernt werden, nur weil sie nach vergleichsweise kurzem Studium schon praktizierbar ist. Für einen Außenstehenden mag die Aurachirurgie vielleicht schnell erlernbar erscheinen. Doch die Erfahrung zeigt, dass es – wie bei jeder Tätigkeit – auch hier Begabte und weniger Begabte gibt. Zudem sind genaue fachliche Kenntnisse der Anatomie, ausreichend therapeutische Praxiserfahrung, ein hohes Maß an Verantwortung sowie das Erkennen der eigenen Grenzen für ein erfolgreiches Therapieren unumgänglich. Ich selbst habe über zehn Jahre mein medizinisches Grundwissen in Arztpraxen in Deutschland und der Schweiz optimiert und anzuwenden erlernt. Auch hier geht mein besonderer Dank wieder an Ärzte, die mir mit ihrem Wissen und ihrer Erfahrung zur Seite standen – und genau das ist auch wieder ein Grund, warum ich die Akademie unter strikter Einhaltung eines gewissen medizinischen Standards ins Leben gerufen habe: Qualifikation und Professionalität sind entscheidend. Und so haben wir den Kreis der Seminarteilnehmer – in einem ausgewogenen Verhältnis von je einem Drittel – auf Ärzte, Heilpraktiker mit Vollzulassung und auf Therapeuten beschränkt; in jüngster Zeit übrigens auch auf Pflegekräfte, die täglich nah am Menschen stehen und die mit ausreichend praktischem medizinischem Grundwissen für Besserung und Linderung vor Ort sorgen. Diese Gruppen, und nur diese Gruppen, bilden inzwischen eine fest etablierte, seriöse und eingeschworene Gemeinschaft an Befürwortern der Aurachirurgie.«

»Qualifikation und Professionalität sind also maßgeblich bei der richtigen Anwendung der Aurachirurgie, das klingt einleuchtend. Aber wie genau muss man sich dies nun im Ausbildungsprogramm der IAIM vorstellen?«

»Die Professionalität in der IAIM zeigt sich bereits

in der Wahl meiner Partner: mit Annie Koslowski, ihres Zeichens Chirurgin aus Hürth, mit Dr. Udo Franke aus Rostock, der ebenfalls Chirurg ist, sowie mit dem Heilpraktiker Jürgen Alt aus Herzogenaurach, der ein Spezialist für integrative Heilkunst ist. Mit ihnen habe ich drei absolut erfahrene Gründungsmitglieder mit unterschiedlichen Kompetenzen an meiner Seite. Gemeinsam – mich eingeschlossen – haben wir die ideale Besetzung, um die Akademie auf eine breite, fachlich fundierte Basis zu stellen, eng verzahnt mit der Homöopathie, der TCM, der Akupunktur und anderen komplementären Heilverfahren sowie in enger Zusammenarbeit mit anderen Instituten und Netzwerken. Ein besonderer Ausbildungsschwerpunkt der Akademie liegt dabei – neben der professionellen Anwendung der Aurachirurgie – auf dem Prinzip von »Patch Adams«, das als Leitmotiv und als zentraler Ausbildungspunkt für alle Seminare dient: Humanität ist ein unbedingtes Muss bei der Behandlung von Patienten, verbunden mit dem dafür nötigen Einfühlungsvermögen! Wie man in der praktizierenden Schulmedizin täglich sieht, liegt genau hier akuter Handlungsbedarf. Wir tragen dazu bei, dass dies in der täglichen Praxis umgesetzt wird.

Was heißt all dies konkret? Nun, Ausbildung ist das A und O – und zwar sowohl auf spiritueller und menschlicher als auch auf medizinischer Basis! Deshalb gliedert sich das Ausbildungsprogramm auch in drei Teile: der erste Teil geht über eine Woche, hier werden die praktischen, physikalischen, philosophischen und humanistischen Hintergründe und Grundlagen der Aurachirurgie gelehrt: Wie und mit welchen Techniken kann man die menschliche Aura erfühlen und abtasten und schließlich: Wie löst man karmische Muster? In einem Abstand von ein paar Wochen folgt dann das zweite Seminar; hier wird die Aurachirurgie gezielt am Bewegungsapparat, an der Wirbelsäule gelehrt. Im dritten Teil, dem Abschlussseminar, stehen schließlich die inneren Organe im Fokus. Um der Ausbildung die nötige fundierte medizinische Basis zu verleihen, ist sowohl im zweiten als auch im dritten Seminar immer auch ein Mediziner anwesend, der die menschliche Anatomie erklärt. Diese Grund- und Einführungsseminare finden mit ca. jeweils fünfundzwanzig bis dreißig Teilnehmern zweimal im Jahr statt. Danach folgt das Abschlussseminar, in dem die wichtigsten Behandlungen in Gruppen geprobt und gefilmt, respektive auf DVD mitgegeben werden, sowie abschließend die Zertifizierung als Aurachirurg. Spezielle Weiterführungskurse, zum Beispiel das Aufbauseminar ›Aura III‹, können später nach Bedarf dazugebucht werden.

Darüber hinaus – und das finde ich besonders erwähnenswert, um die Professionalität und das Engagement der ›frischgebackenen‹ Aurachirurgen zu beschreiben – gibt es einmal jährlich eine Tagung für Seminarabsolventen. Daran nehmen regelmäßig etwa neunzig bis hundert Absolventen teil, um sich über ihre praktischen Erfahrungen und Erkenntnisse auszutauschen. In Vorträgen und Referaten wird dann von erfolgreichen Behandlungen berichtet, werden Vorschläge und Tipps gegeben, wie das ein oder andere noch besser angewandt werden kann. Sehr oft werden hierbei auch außerordentliche Zusammenhänge und Phänomene erörtert – wie erst jüngst beispielsweise die Feststellungen, dass astrologische Einflüsse sich auch körperlich beim Menschen niederschlagen oder dass die Aurachirurgie hervorragend bei Tieren wirkt.

»Herr Klügl, dass Sie zur Aurachirurgie kamen – geschah das nur durch Stephen Turoff?«

»Nun, der Weg zum Heiler allgemein war bei mir ja eigentlich nicht vorgezeichnet. Ich hatte mich im Grunde nur aus reiner Neugier all diesen Themen genähert. Zuerst mein Baubiologiestudium, dann die Astrologie, dann Energiearbeit durch Handauflegen: Ich wollte einfach Neues für mich entdecken und den Dingen auf den Grund gehen. Dass ich dann später Aurachirurg werden würde, hätte ich mir nie erträumt – obwohl es rückblickend betrachtet sogar fast eine logische Entwicklung war. Nichtsdestotrotz spielte auch der Zufall gehörig mit, mir den Zugang zu diesem Talent überhaupt erst zu ermöglichen.

Den Anstoß gab ein Seminar der ›Musicosophia‹ von Professor George Balan, einem rumänischen Theologen und Musikwissenschaftler, der eine Methode der Meditation mit klassischer Musik entwickelt hatte. Das Prinzip dieser Methode ist es, Musik in Gebärden umzusetzen; das heißt, die Melodien mit den Händen zu begleiten, um den Verstand zu beruhigen. Ich war von dieser Technik fasziniert und integrierte sie bald in meine Gruppenarbeit und Workshops.

Als wir dann wieder einmal in die Musik versunken waren, mit den Händen den Harmonien folgten und ich meine Augen geschlossen hielt, spürte ich plötzlich einen wellenartigen Druck, der direkt von meinen Händen zu meinem Stirnchakra ging. Spontan kam mir der Gedanke, Musik auch in die menschliche Aura zu übertragen. Mit einer Bekannten machte ich die Probe aufs Exempel. Bei einer Klaviersonate von Mozart ›streichelte‹ ich die Musik in ihre Aura. Meine Bekannte war über alle Maßen begeistert von dem energetischen Effekt. Sie hatte das Gefühl, als wären ihr Sonnenstrahlen übers Gesicht geglitten und als hätte sie eine elektrisierende Körpermassage erhalten.

Davon ermutigt, integrierte ich dieses Ritual in alle darauffolgenden Workshops und entwickelte mit der Zeit ein sensorisches Feingefühl, das mir ermöglichte, mit den Energien in der Aura zu hantieren und die Aura eines Menschen zu erspüren. Im nächsten Schritt versuchte ich es dann ohne Musik. In völliger Ruhe, mit konzentrierten Handbewegungen vor den Gesichtern der Leute, bemerkte ich plötzlich, dass ich an manchen Stellen immer wieder ›hängen blieb‹. Ich wiederholte den Vorgang mehrmals, ergründete und erspürte, bis ich schließlich auch spontane Hinweise auf den Ursprung der Energieblockaden erhielt.

So war die Musik für mich der Auftakt zur Heilkunst der Aurachirurgie, und auch heute noch spielt sie eine wichtige Rolle in meiner Tätigkeit, da ich nach wie vor mit ihr lehre, über Bewegung und Gestik die Aura zu erspüren. Abgesehen davon, dass mich Musik schon mein ganzes Leben lang begleitet hat – ich brachte mir im Bubenalter selbst das Akkordeonspielen bei, hatte mit achtzehn meine erste Band, spielte im Laufe der Jahre mit mehreren Formationen und Instrumenten auf Hochzeiten, Faschingsbällen und öffentlichen Veranstaltungen –, der wirklich bewusste Umgang mit Musik, die tiefe Versenkung darin sowie die Erkenntnis, dass ›es da noch mehr gibt‹, das alles kam erst sehr viel später, und zwar in den 1980er-Jahren, ausgelöst von der zweiteiligen Hörfunksendung ›Nada Brahma. Die Welt ist Klang‹ des Musikers Joachim-Ernst Berendt. Berendt berichtete darin über die Welt des Hörbaren und der magnetischen, elektrostatischen und physikalischen Schwingungen. Er war studierter Physiker und wollte die Musik in einem erweiterten Sinne erforschen. Für ihn war sie Ausdruck menschlicher Existenz, mit allen medizinischen und philosophischen Aspekten.

Entsprechend hat Musik natürlich auch heilende Wirkung. So setze ich sie heute zwar nicht gezielt therapeutisch, wohl aber zu meditativen Zwecken ein, wie auf meinen beiden CDs ›Chakrenmeditation‹ und ›3-Phasen-Klangmeditation‹ mit Gong und Didgeridoo. Zudem nutze ich sie regelmäßig in Seminaren und habe sogar begonnen, meditative Musikevents zu veranstalten, bei denen außergewöhnliche klangintensive Instrumente in experimentellen Klangorchestern zusammenspielen. In einem solchen Orchester spielen dann beispielsweise Alphörner, ein Didgeridoo, Klangschalen, Gongs, Trommeln, ein chinesisches Guzheng (eine traditionelle Wölbbrettzither) und eine Querflöte frei improvisierend zusammen und schaffen dadurch rein intuitiv eine neuartige Welt der Klänge.

Das Ziel dabei ist, Musik in ihrer absoluten Gegenwärtigkeit zu präsentieren, bei der nicht ein Ton, nicht eine Tonfolge zweimal kommt, sondern die improvisierte Gesamtkomposition ein einmaliges Hörerlebnis bereitet.

Bei meinem letzten Event in Liechtenstein, der fast drei Stunden dauerte und bei dem übrigens auch ein Musiklehrer und eine Dirigentin mit im Ensemble waren, hat nicht einer im Publikum den Saal vorzeitig verlassen. Es war faszinierend mit anzusehen, wie die Leute sich mehr und mehr auf die Flüchtigkeit des musikalischen Augenblicks eingelassen haben und dabei völlig im Jetzt waren.

Ich denke, dass solch kontemplatives Wahrnehmen in der heutigen Zeit zunehmend von den Menschen gewünscht wird; deshalb habe ich auch einen Meditationsfilm in ähnlicher Weise über die mystische ›Via-Mala‹-Schlucht im Schweizer Kanton Graubünden in Vorbereitung, bei dem Musiker live improvisiert im Studio zum Film einspielen. In sphärisch weiten, ›fließenden‹ Bildern wird dann die ›Via Mala‹ als beeindruckende ›Gebirgskathedrale‹ der Natur aus Fels und Wasser mit all ihren Licht-, Schatten- und Farbspielen präsentiert, wo Musik aus sich selbst heraus immer wieder neu entsteht. Dieser Meditationsfilm soll später schließlich auch mit weiteren Filmen über die Elemente, über die Pflanzen- und Blumenwelt sowie über die verschiedenen Jahreszeiten zu einer Serie ergänzt werden.

So gesehen ist für mich die Natur wie der Mensch reine Schwingung. Wir alle sind Musik. Und jeder ist mit einer persönlichen ›Partitur‹ des Lebens geboren, mit einer Harmonie seines Seinszustands, die ihn bis zum Lebensende begleiten wird. Musik ist ein Weg, sich mit den eigenen Emotionen und Gefühlen in Verbindung zu bringen und auszudrücken, was Worte nicht mehr vermögen. Sie kann also ein Schlüssel zu einer absoluten Wahrheit, zum Unendlichen und damit zu Gott sein. Musikphilosophen sprechen ja oft davon, dass jeder Ton eine Botschaft trägt. Doch ich finde vielmehr, dass das Geheimnis der Botschaft nicht im Ton selbst liegt, sondern im Raum zwischen den Tönen. In dieser verborgenen Stille ist das bewusste Hören zu Hause – und damit auch bewusstes Leben!

Hermann Hesse drückte das wie so vieles in seinen Werken ganz wunderbar aus: ›Ein Wort gibt es, das in euer Munde mich leicht verdrießlich macht. Es ist das Wort von der Weltverbesserung … Die Welt ist nicht da, um verbessert zu werden, und auch ihr seid nicht da, um verbessert zu werden. Ihr seid aber da, um ihr selbst zu sein, damit die Welt um diesen Klang, um diesen Ton, um diesen Schatten reicher sei!‹[22]«

»Dass Aurachirurgie Heilung bewirken kann, ist wohl nicht zu bezweifeln – aber ist sie nicht im Grunde nur das Ergebnis von Placeboeffekten?«

»Das trifft sich gut, dass wir auf Placebo zu sprechen kommen. Denn ich habe hierzu aktuelle neue Erkenntnisse: Eine meiner Seminarabsolventinnen bei der IAIM, Franziska Nowotny, eine Veterinärmedizinerin, hat die Aurachirurgie bei Tieren angewandt und dabei beachtliche Erfolge erzielt; ich hatte dies bereits angedeutet. So hat sie beispielsweise Verstauchungen und Verletzungen bei Pferden problemlos über einen Anatomieatlas heilen können und ihre Therapien schließlich völlig darauf abgestimmt – für mich nicht weiter erstaunlich, zumal der menschliche Energiekörper dem von Tieren gleicht und die Behandlung denselben Gesetzen folgt. Dennoch ist es natürlich trotzdem bemerkenswert, da hiermit wohl eindeutig bewiesen sein dürfte, dass die Wirksamkeit einer aurachirurgischen Behandlung unabhängig von Placeboeffekten ist. Wie Dr. Nowotny außerdem berichtete, hätten die Tiere absolut direkt und hochsensibel auf die jeweiligen aurachirurgischen Eingriffe reagiert – auch das für mich keine Überraschung: Tiere sind frei von jeglicher Ratio; sie haben keine Erwartungen oder Befürchtungen, und sie sperren sich nicht unterbewusst oder reden sich Dinge ein. Die Aurachirurgie kann hier also völlig ungestört wirksam werden.

Nichtsdestotrotz und ungeachtet dieser neuen Erkenntnis kann man natürlich für eine aurachirurgische Heilung jede Erklärung zurate ziehen, die man möchte, gern auch die des Placeboeffekts. Allerdings sollte man dann auch das Wort ›nur‹ weglassen, denn immerhin werden dabei Menschen dauerhaft selbst von den schlimmsten Krankheiten geheilt. Definitionsgemäß ist ein Placeboeffekt die auf eine Behandlung folgende positive psychische wie körperliche Reaktion, die aufgrund von psychosozialen Faktoren wie Suggestion und Konditionierung ausgelöst wird. Betrachten wir die Wirkungsweise meiner Aurachirurgie, mag sie durchaus über Resonanzphänomene eine gewisse Form der Beeinflussung sein, in jedem Fall aber basiert sie auf der Übertragung von Informationen. Und jedes Placebo ist ebenfalls eine gegebene Information, die das Gehirn wahrnimmt; und es reagiert darauf, indem es seine Regelkreise neu ›eicht‹ und Selbstheilungsprozesse in Gang setzt.

Nicht zuletzt deshalb weisen ja auch Psychoneuroimmunologen und Wissenschaftler wie Bruce Lipton so eindringlich auf die Bedeutung psychologischer und psychotherapeutischer Effekte hin, die sich nachweislich auf körperliche Heilung auswirken. Rob Williams, der Gründer der energetischen Psychotherapiemethode PSYCH-K®[23], spricht allerdings lieber von ›Wahrnehmungseffekten‹, um zu verdeutlichen, dass letztlich alles unserer Wahrnehmung entstammt.

> »Wahrnehmung kombiniert mit innerer Überzeugung – oder besser: Wahrnehmung auf Grundlage von Überzeugungen – bestimmt unsere Wirklichkeit. Und gleichbedeutend auch unseren Gesundheitszustand.«
>
> *Gerhard Klügl*

Wer also fest an die Heilkraft von Arzneimitteln glaubt, unwissentlich eine Zuckerpille anstelle eines Medikaments einnimmt und gesundet – der gesundet ebenso oder besser, als hätte auf chemischem Weg eine Information an die Zellen stattgefunden.

Dennoch frage ich mich, warum viele Schulmediziner den Begriff ›Placeboeffekt‹ noch immer so abwertend verwenden. Sollte man nicht froh sein, dass Heilung völlig ohne Nebenwirkung und teure Therapien vonstattengehen kann? Glücklicherweise geht ja die allgemeine (wenn auch zögerliche) Entwicklung in Richtung Informationsmedizin. Wahrnehmungseffekte durch gezielte Information werden inzwischen schon für die Behandlung von Depressionen und chronischen Erkrankungen wie Asthma und Parkinson genutzt, ja, selbst bei Patienten, bei denen die perfekte Illusion durch Vortäuschung eines chirurgischen Eingriffs zur Heilung verhalf. So ist inzwischen sehr gut dokumentiert, dass das intensive Vergegenwärtigen einer Situation, die mit inneren Bildgeschehnissen abläuft, physiologische und pathologische Begleiterscheinungen hervorruft, so als ob das Geschehen tatsächlich real wäre. Allein die Vorstellung, man laufe in einem Wettkampf, stimuliert bereits den Adrenalin- beziehungsweise den Noradrenalinspiegel, den Kaliumstoffwechsel, die Muskelvorspannung, den Herzschlag, die Pupillengröße, den elektrischen Hautleitwert und vieles mehr.

Wenn man sich dies einmal vor Augen führt, kann man sich doch lebhaft vorstellen, welche körperlichen Reaktionen erst möglich sind, wenn komplette karmische Erinnerungen dekodiert und neue energetische Signaturen angelegt werden – ja, Aurachirurgie darf man gern auch als ›Placebo‹ bezeichnen. Und doch kommt es bei ihr nicht so sehr auf die Überzeugung des Patienten an, sondern vielmehr auf das Sendungsbewusstsein des Geistheilers und seine Fähigkeit, Heilinformationen zu übermitteln.

Übrigens: Sie können den Einfluss von Informationen auf Ihren Körper selbst testen, indem Sie sich vorstellen, in eine große reife Zitrone zu beißen, und schon wird sich Ihnen durch die bloße Information dieses Vorgangs alles im Mund zusammenziehen, und Ihr Speichelfluss wird aktiviert – na, funktioniert's?«

»Was sind Ihre Heilprinzipien und Leitsätze für die Aurachirurgie?«

»Für mich gibt es nach nunmehr fast zwanzigjähriger Tätigkeit als Aurachirurg im Grunde nur zwei oberste Grundregeln. Die erste Grundregel besagt, niemals ohne die Erlaubnis des Kranken zu behandeln. Denn meine Freiheit endet dort, wo die Aura des anderen beginnt. Entsprechend hat ein Heiler auch unaufgefordert nichts in der Aura eines Menschen zu suchen, selbst wenn deutlich eine Erkrankung darin zu erkennen ist. Das gilt nicht nur für die Behandlung als solche, sondern bezieht sich auch darauf, niemals unaufgefordert eine Diagnose mitzuteilen. Jemanden quasi warnen zu wollen und ihm zu sagen: ›Vorsicht, Sie haben da dieses und jenes Problem‹, das wäre bereits Manipulation und würde abgesehen davon auch jedem Heilzweck widersprechen. Daher ist die absolute Grundbedingung für mich, um überhaupt aktiv zu werden, dass der Kranke bewusst Heilung sucht und sich an mich wendet.

Aus diesem Grund führe ich übrigens auch keine Fernheilung durch. Besorgte Verwandte oder Freunde bitten mich immer wieder, jemanden auf Grundlage von Fotos zu heilen. Das ist zwar verständlich, doch ich lehne es grundsätzlich ab. Ganz abgesehen davon, ist es außerdem auch viel leichter, mit dem Kranken in Resonanz zu gehen, wenn man direkt mit ihm zusammentrifft.

Meine zweite Grundregel für die Aurachirurgie lautet: Ich bin kein Wunderheiler, sondern nur der Kanal. Einen Geistheiler als Magier zu verehren und ihn allmächtig über alles zu stellen wäre ungefähr so, als würde man den

Wasserhahn mit der Quelle verwechseln. Über mich tritt der Klient lediglich in Resonanz mit dem Urbewusstsein, um die Selbstheilung seines Körpers zu aktivieren. Dies ist eine Fähigkeit, ein Talent, wie jeder von uns seine Talente besitzt. Daher finde ich es auch vermessen zu behaupten, man könne alles heilen, und dann, wenn es einmal nicht gelingt, zu behaupten, der Betreffende wäre nicht ›offen‹ gewesen. Solche Sprüche erinnern mich immer an die Esoterikszene, wenn man den Leuten sagt, sie wären nur noch nicht reif. Denn genau damit setzt sich das Mühlrad der Schuld erneut in Bewegung, und das genaue Gegenteil zum Auflösen karmischer Muster geschieht: Wer nicht reif ist, gehöre nicht dazu – und könne folglich auch nicht geheilt werden. Das kann aber unmöglich im Sinne alternativer Geistheilung sein. Man weiß doch nie, welche Reife eine Seele mit auf die Erde gebracht hat. Woher nehmen manche diese massive Arroganz, für andere zu entscheiden, was gut und was falsch für sie ist? Vielleicht muss es so sein, wie es ist, vielleicht will der Körper an dieser Stelle, zu diesem Zeitpunkt keine Heilung. Vielleicht ist man aber auch nicht der Richtige.

Nein, ein verantwortungsvoller Heiler kann nur auf Grundlage dessen entscheiden und agieren, was ihm der Körper seines Gegenübers sagt. Und dann muss man eben auch mal zugeben können, wenn man im konkreten Fall nicht der richtige Heiler ist. Es gibt so viele Krankheiten wie unterschiedliche Menschen, so viele Heilmethoden wie Heiler – lassen wir den Kranken entscheiden, was er braucht, und spielen wir nicht mit ihm Katz und Maus.«

»Was ist das Entscheidende für eine erfolgreiche Auraheilung?«

»Prinzipiell ist ein unvoreingenommenes, ›lockeres‹ Herangehen beim Heiler wie beim Klienten die beste Voraussetzung für eine erfolgreiche Aurachirurgie. Alles muss leicht und fließend gehen. Denn wer sich von festen Vorstellungen leiten lässt oder von konkreten Therapiezielen, läuft Gefahr, die Signale des Körpers und das eigentlich Entscheidende nicht wahrzunehmen. Zu sehr ist man dann auf eine bestimmte Handlung, ein bestimmtes Wort, eine bestimmte Technik konzentriert und merkt nicht, wie man von seinem Verstand manipuliert wird.

Manchmal suchen mich Klienten auf und sagen: ›Ich hab's ausgependelt, Sie sind der Heiler für mich!‹ Und schon komme ich an die Aura erst gar nicht heran. Der Grund hierfür ist klar: Sie wollen das Ergebnis unterbewusst mitbestimmen und verkrampfen. Doch mit Affirmation oder Willensstärke hat die Aurachirurgie wenig zu tun. In den vergangenen Jahren sind Geistesströmungen, bei denen die Menschen ihre Ziele manifestieren, sehr in Mode gekommen. Publikationen wie *The Law of Attraction* oder *The Secret* haben diesen Trend gefördert, und im Kern steht dabei immer der Grundsatz: ›Ich erschaffe mir meine Wirklichkeit selbst.‹ Natürlich ist da was dran, aber ich glaube nicht, dass dieses Prinzip bei der Aurachirurgie funktioniert, denn in einer Behandlung erhöht nur derjenige auch die Chance auf Heilung, der ›bedingungslos‹ zu mir kommt.

Das gilt übrigens auch für Leute, die schon einmal von

mir geheilt wurden und jetzt vielleicht einen Rückfall hatten oder ein neues Problem haben. Sie kommen mit dem klaren ›Vorsatz‹, wieder geheilt zu werden. Dabei ändern sich doch jedes Mal die Bedingungen – die Situation ist eine andere, der Klient ist nicht genau derselbe, und auch ich habe mich verändert und so weiter. Wie soll denn dann dieselbe Kommunikation zwischen mir und ihm wieder zustande kommen?

Außerdem, und das ist fast der wichtigste Aspekt, sind Informationen nicht reproduzierbar, weil die Information selbst das System bereits verändert hat. Ich kann also gar nicht mehr ›genau so‹ heilen wie beim letzten Mal, idealerweise nur anders mit demselben Ergebnis.

Warum? Ich gebe Ihnen ein Beispiel: Wenn Sie einen Witz erzählt bekommen, werden gewisse Zentren in Ihrem Gehirn aktiv. Sie lachen. Wenn Sie den gleichen Witz nach fünf Minuten noch einmal hören, sind andere Zentren beteiligt. Ihr Lachen wird diesmal sicher anders ausfallen, wenn Sie überhaupt noch lachen können. Und sollten Sie den Witz zum zehnten Mal hören, wird im Extremfall gar Ihr Aggressionszentrum auf Hochtouren laufen, und Sie werden dem Witzerzähler an die Gurgel gehen wollen.

Sehen Sie, jede Situation ist anders und damit auch jede Sitzung. Mein Grundsatz für eine erfolgreiche Heilung lautet deshalb immer, zuzulassen und mitzugehen mit dem, was gerade passiert – Erwartungen und Wünsche sind nur unnötige Grenzen. Im Zweifel wäre es sogar fast noch besser, eine kritische Grundhaltung zu haben. Denn häufig gewinnt ein kritischer Geist im Laufe der ersten spürbaren Effekte während einer Sitzung zunehmend Vertrauen – was durchaus zu vorbehaltloser Offenheit und Entspannung führen kann.

Das Prinzip der objektiven ›offenen‹ Aufmerksamkeit gilt natürlich insbesondere für den Heiler. Ein Aurachirurg muss ›leer‹ sein und unbeeinflusst nach seiner Intuition arbeiten. Nur dann kann er wahrnehmen, was der Körper, was das Bewusstsein seines Gegenübers zulässt, und mit ihm in Resonanz gehen. Ich bitte daher stets, auch in Seminaren, die Emotionen ›draußen‹ zu lassen, und frage meine Klienten vor der Sitzung auch nie nach ihren Beschwerden, um gar nicht erst unbewusst persönliche ›Vor-Urteile‹ mit in die Behandlung zu bringen. Am liebsten ist es mir, wenn ich den Betreffenden kaum oder gar nicht kenne – weshalb ich übrigens auch größte Schwierigkeiten hätte, zu mir selbst Zugang zu finden und mich zu heilen. Zwar könnte ich sicher meine eigene Aura auf einem Foto oder mithilfe eines Zettels mit meinem Namen abtasten und dabei auch mögliche Blockaden oder Energiefelder spüren. Allerdings wäre es mir wahrscheinlich völlig unmöglich, mich selbst zu therapieren, mir den Strick abzuschneiden, Schrauben an meinen Lendenwirbeln nachzuziehen oder Ähnliches und – was das Entscheidende ist – neutral zu bleiben. Dabei ist Neutralität und Objektivität doch das Allentscheidende. Je weniger ich weiß, desto mehr kann ich in der Aura spüren. Meine volle Aufmerksamkeit muss darauf gerichtet bleiben, was mir der Körper des Kranken über das limbische System mitteilt und was er auf der Emotionalebene zuerst bereinigt haben will – auch wenn das nicht immer das Problem sein muss, dessentwegen der Betreffende gekommen ist.«

»Wenn Aurachirurgie wirklich erlernbar ist, welche Qualifikation – außer der medizinischen Grundbildung – muss man sonst noch mitbringen, worauf muss man achten?«

»Wie man am Beispiel der IAIM bestens sehen kann, ist die Aurachirurgie grundsätzlich nicht an mich persönlich gebunden. Selbstverständlich jedoch braucht man auch ein gewisses mediales Talent, das ich in etwa mit einem absoluten Gehör vergleichen würde. Ich glaube, die Fähigkeit, ein absolutes Gehör zu entwickeln, ist fast allen Menschen angeboren. Die meisten verlieren allerdings diese Fähigkeit im Laufe des Lebens, weil sie nicht trainiert wird. Training ist also unbedingt erforderlich, um die eigene Intuition zu schärfen und Zugang zur Feinstofflichkeit zu erlangen. Hat man aber erst einmal seine ›Antennen‹ hinreichend sensibilisiert und ›ausgerichtet‹, kann die Aurachirurgie von nahezu jedem Therapeuten mit vergleichbaren Erfolgen eingesetzt werden. Es ist eben wie bei allem im Leben: Übung macht den Meister. Was allerdings nicht heißen soll, dass man – sogar als Aurachirurg mit jahrelanger Praxiserfahrung – vor Überraschungen gefeit ist; die Aurachirurgie sollte man nie auf die ›leichte Schulter‹ nehmen, denn Informationen können, ebenso wie sie in der Regel Positives bewirken, im Extremfall auch mal negativ zu Buche schlagen. Jeder Mensch reagiert anders, und so kann es durchaus während einer Behandlung in der Aura zu extremen körperlichen Reaktionen kommen. Mir selbst ist so etwas schon passiert: Eines Tages kam ein Mann mit Knieproblemen zu mir. Ich tastete seine Aura ab, legte symbolisch den Meniskus frei und behandelte die betreffende Stelle feinstofflich. Abschließend übertrug ich durch Handauflegen Heilenergie und bat den Mann, das Knie zu bewegen. Doch er reagierte nicht. Ich sah auf und erkannte, dass er mit starrem Blick, blutleeren Lippen und kaltem Schweiß auf der Stirn apathisch dasaß. Ganz offensichtlich war er in einen Schock gefallen. Und da kam mir intuitiv ein grauenvolles Bild: Dem Mann fehlte sein kompletter Unterschenkel! – Ich musste während der Operation in der Aura auf eine alte Erinnerung gestoßen sein, die eine Schicht tiefer lag und bei der er möglicherweise einmal das Bein verloren hatte. Und nun war er dabei, in der Aura zu verbluten, weil die Gefäße genau an der Stelle verliefen, an der ich die Operation durchgeführt hatte. Schnell nähte ich also das Bein und die Gefäße symbolisch wieder an. Allerdings ohne Erfolg. Der Mann blieb weiterhin in Schockstarre. Jetzt gab es nur noch eine einzige Möglichkeit: Ich setzte ihm im feinstofflichen Kreislauf eine Injektion, und er kam endlich wieder zu Bewusstsein.

Dr. Stephan, dem ich das später erzählte, sah darin eine direkte Erklärung für die Fälle, in denen Patienten bei ganz harmlosen Eingriffen auf dem OP-Tisch sterben. Ein Chirurg hätte demzufolge ja keinerlei Kenntnis, dass und auf welcher feinstofflichen Ebene er den Schock ausgelöst hat, da auf materieller Ebene natürlich auch kein Gefäß beschädigt wurde. Der Patient verblutet also energetisch, ohne einen einzigen Tropfen Blut zu verlieren. Sein Bewusstsein entschwindet, und man hat keine Möglichkeit mehr, ihn zurückzuholen. Umso wichtiger ist es, in solchen Situationen über das nötige medizinische Fachwissen zu verfügen. Denn nicht fehlende mediale Begabung ist oft das Problem, sondern – wie bereits erwähnt – das mangelnde medizinische Know-how mancher Heiler, die die Aurachirurgie als wunderbare komplementäre Heilmethode nutzen wollen. Wer aber an einem Organ, wenn auch nur feinstofflich, schneidet, muss zum Beispiel wissen, wo die großen Blutgefäße verlaufen. Kurz gesagt: Nur durch anatomische Kenntnis und fachgerechtes Reagieren auf die Signale des Körpers können mögliche ›Nebenwirkungen‹ umgehend korrigiert werden. Gerade weil die Intuition bei der Aurachirurgie eine große Rolle spielt, muss man als Heiler immer wissen, wo die eigenen Grenzen liegen.«

»Herr Klügl, Sie sprechen von einem sogenannten Urfeld als Quelle allen Wissens. Gibt es einen wissenschaftlichen Nachweis für die Existenz eines solchen Feldes?«

»Mit der modernen Feldtheorie erklärt sich das, was wir als Heilphänomene wahrnehmen, am besten, weil sie alle physikalischen, chemischen, quantenphysikalischen und feinstofflichen Vorgänge mit einbezieht. Dabei ist und bleibt sie natürlich ein Modell – sie hat keine Formeln, funktioniert nach Grundsätzen, die sich uns nicht logisch erschließen, und es bleibt zu bezweifeln, ob wir je in der Lage sein werden, einem solch übermächtigen, komplexen System auf den Grund zu gehen.

Dennoch konzentrieren sich moderne Heilmethoden

mehr und mehr auf die Arbeit mit solchen Modellen. In der Informationsmedizin spricht man vom Informationsfeld des Körpers als dessen Steuerungsinstanz. Gemeint ist damit ein Energiefeld, das je nach Quelle und Bemessungsgrundlage als ›Aura‹, ›Feldkörper‹, ›Schwingungsfeld‹, ›Biophotonenfeld‹ oder ›elektromagnetisches Feld‹ bezeichnet wird. Der Begriff ›Informationsfeld‹, finde ich, schließt sämtliche dieser Ansätze in sich ein, da biologische Vorgänge immer auf Information beruhen – wir nutzen Photonen- und Magnetfelder wie elektrische Felder und sogar Klangfelder (allein dem menschlichen Herzen stehen über hundert verschiedene Klänge zur Lenkung körpereigener Prozesse zur Verfügung!). Und natürlich gibt es im Körper auch chemische Regelkreise wie die Steuerung über Hormone, beispielsweise beim Insulin.

Eine zusätzliche Dimension erhält der Begriff ›Informationsfeld‹, wenn man ihn auf die Wechselwirkungen in der Natur anwendet. Offensichtlich endet der menschliche Körper wohl an seiner Hautoberfläche, tatsächlich ist er aber kein von der Umgebung abgegrenztes Objekt. Er ist umgeben von Materie- und Energiestrukturen, die er direkt an die Umwelt aussendet. Diese Strukturen – Schichten erwärmter Luft, Duftstoffe, elektromagnetische Felder, Biophotonenabstrahlung oder feinstoffliche Aussendungen – reichen weit über die Begrenzung des physischen Körpers hinaus und sind theoretisch unbegrenzt.

Gleiches gilt natürlich auch für andere Lebewesen und möglicherweise sogar für alle Dinge. Die Vorstellung, dass alles über ein universelles Netzwerk miteinander verbunden ist und unabhängig von Raum und Zeit Informationen austauscht, bewegt schließlich schon von jeher die Naturwissenschaften. Jahrzehntelange Forschungen gingen dieser Theorie nach, und anerkannte Naturwissenschaftler wie der Nobelpreisträger Werner Heisenberg, der 1967 bereits von einer einheitlichen Feldtheorie der Elementarteilchen sprach, sowie der Chemiker Michael Polanyi oder der deutsche Physiker Burkhard Heim waren hundertprozentig von der Existenz eines solchen Feldes überzeugt. Zeitgenössische Befürworter einer einheitlichen Feldtheorie waren beziehungsweise sind unter anderem die Quantenphysiker David Bohm und Hans-Peter Dürr sowie der Biologe Rupert Sheldrake, der die These des morph(ogenet)ischen Feldes entwickelte. Dass wir vielleicht alle noch mehr Teil eines universellen Ganzen sind, als wir ahnen, vermutete der Plasmaphysiker David Bohm, der auch mit Albert Einstein zusammenarbeitete.

Bohm bezeichnete unsere moderne Annahme eines verschränkten Universums immer noch als eindimensional, weil wir die tieferen Ebenen der Wirklichkeit gar nicht sehen würden. Wir beobachten, so Bohm, ständig nur Liveaufnahmen ein und desselben Fisches aus verschiedenen Kameraperspektiven und glauben, mehrere Fische zu sehen. Bei genauerer Betrachtung schließlich würden wir erkennen, dass sich die Fische alle simultan und vollkommen identisch bewegen, und würden daraus folgern, dass es sich um die Verschränkung und um paranormale Kommunikation unter den Fischen handele.

Doch ganz gleich, ob man es nun ›morphisches Feld‹

nennt, ›Urfeld‹, ›Nullpunktfeld‹, ›Ätherfeld‹, oder ob man es wie Bohm als ›das totale Ganze‹ bezeichnet – zahlreiche ambitionierte Forschungen auf der ganzen Erde haben stets nur eines zum Ziel: die Beschränktheit unseres allgemein gültigen wissenschaftlichen Verständnisses der Welt zu weiten und Phänomene im subatomaren Bereich fernab der mechanistischen Anschauung der klassischen Physik zu beschreiben. Schließlich ist es doch gerade diese klassische Physik, die gemäß dem Newton'schen Weltbild eine Landkarte vermeintlicher Realitäten zu konstruieren versucht, in der alles durch genaue Umrisse und eine klare Gestalt beschränkt bleibt. In einer vieldimensionalen Welt aber, in der es weder gerade Linien noch regelmäßige Formen gibt, in der Dinge nicht chronologisch ablaufen, sondern gleichzeitig und multidimensional, stößt diese Sichtweise schnell an ihre Grenzen. Und dann müssen wir wohl oder übel einsehen, dass wir Karten anfertigen können, so viel wir wollen, aber trotzdem niemals imstande sein werden, die Erdkrümmung auch nur annähernd wirklichkeitsgetreu abzubilden.

Ein sinnvoller Ansatz, die Welt neu zu vermessen, kommt meiner Meinung nach übrigens von dem ungarischen Systemtheoretiker Ervin László. In seinen Arbeiten zu einem holistischen Weltbild[24] skizziert er die Idee von einem allem zugrunde liegenden Feld, das als kosmisches Gedächtnis fungiert und sein Wissen auf nichtlokale Weise und durch überlichtschnelle Informationen überträgt. László bezieht sich dabei weitestgehend auf die Akasha-Chronik, die der modernen Theosophie zufolge eine Art universeller Bibliothek ist, in der – ähnlich wie bei C.G. Jungs Theorie des kollektiven Unbewussten – protomenschliche Ur-Erinnerungen enthalten sind. Unser gesamter Bauplan wäre demzufolge in einem solchen ›Menschheitsarchiv‹ enthalten, und bestimmte Eigenschaften und Erbmerkmale würden so lange wiederholt, wie sie sich bewähren, oder eben auch gelöscht, falls sie es nicht täten.

Spinnt man diesen Gedanken weiter, könnte eine solche Weltbibliothek natürlich nicht nur die Vererbung relevanter Informationen enthalten, sondern auch jegliche andere Form menschlicher Erfahrungen – Krankheit, Tod, Leid, Katastrophen, Kriege. Die Bibliothek wäre damit gewissermaßen ein Emotionalkörper unserer Erde, eine Art Gaia-Erinnerungsfeld sämtlicher Vorgänge seit Angedenken. Und aus ihren Ur-Erinnerungen speisten sich alle Ur-Energien und Ur-Emotionen wie zum Beispiel Angst und Schuld.«

> »Wer weiß, vielleicht erhielt ja jeder von uns, bevor er in dieses Leben trat, sein ganz persönliches Buch aus der Akasha-Chronik und übernahm dadurch die entsprechenden karmischen Muster, die darin beschrieben sind. Und vielleicht ist Geistheilung dann auch nichts anderes, als die richtige Sprache anzuwenden, um das Buch zu verstehen und daraus den Originalbauplan des Menschen abzulesen.«
>
> *Gerhard Klügl*

»Wenn ein solches morphisches Feld wirklich existiert – wie gelingt es dann, damit in Resonanz zu gehen, und gibt es Beispiele dafür?«

»Mit etwas in Resonanz zu gehen setzt Kohärenz voraus. Ich kann nur auf etwas reagieren, wenn es Teil meiner Wahrnehmung ist. Jeder Mensch geht mit etwas anderem in Resonanz. Der eine geht zu einem Heiler, der ihn auf einen Stuhl steigen lässt und zu ihm sagt: ›Spring jetzt vom Stuhl runter, und du bist geheilt‹ – und siehe da: Schon ist er geheilt, weil er mit genau dieser Information in Resonanz gegangen ist. Ein anderer hingegen springt hundertmal ohne Erfolg vom Stuhl und denkt sich nur: ›Was ist das denn für ein Scharlatan!‹ Die Wirkmechanismen des Stuhlspringens wurden von ihm also nicht wahrgenommen.

Warum? Nun, ich denke, Wahrnehmung bedeutet immer Bewusstsein: Man kann nur sehen, was man auch erkennt. Doch wie wir die Welt erkennen, hängt im Besonderen von unserer Gewohnheit ab, sie wahrzunehmen. Alles, was außerhalb des ›Gelernten‹ stattfindet, wird meist gar nicht registriert. Der Schlüssel zu einer erweiterten Wahrnehmung ist deshalb, das eigene Bewusstsein auch auf das Ungelernt-Intuitive auszudehnen. Denn obwohl unsere bewusste Wahrnehmung uns hilft, den Alltag zu bewältigen, ist nur unser Unbewusstes in der Lage, auch das Nichtalltägliche und Unerklärliche wahrzunehmen, da es keinerlei Beschränkungen durch die Materie unterliegt.

Die Buddhisten nennen diesen Zustand erweiterten Bewusstseins ›absolutes Wissen‹, weil seine Informationen nicht auf der Unterscheidung, Abstraktion und Klassifikation des Intellekts gründen – was ja immer nur relativ sein kann –, sondern auf dem ungeteilten, undifferenzierten ›Sein‹. Der Kern aller östlichen Ideologien ist die Sicht auf eine letzte Wirklichkeit, die niemals ein Resultat logischen

Schlussfolgerns oder rationalen Wissens ist. Absolutes Wissen als höchste Bewusstseinsstufe entspringt demnach einer völlig nichtintellektuellen Erfahrung der Welt. Schon Sigmund Freud stellte dies fest, als er davon sprach, dass der unbewusste Glaube ebenso machtvoll oder gar machtvoller ist als ein bewusster Gedanke.

Man kann also das Urfeld durchaus auch als ›Bewusstseinsfeld‹ bezeichnen – mit Bewusstseinsstrukturen, die normalerweise nicht wahrgenommen werden und eine Realität jenseits unseres Alltags erschaffen. Dabei hat das erweiterte Bewusstsein ungeahnte Macht; es nimmt Einfluss darauf, wie wir mit der Welt umgehen und wie wir miteinander umgehen.

Über koordinierten Informationsaustausch innerhalb eines wie auch immer gearteten Urfelds sind wir letztlich alle miteinander verbunden und üben gegenseitig Wechselwirkungen aus, die auf feinstofflicher Ebene wahrgenommen werden können. Bewusstsein ist also immer auch eine kollektive Sache – denkt man nur einmal an Massenhysterien oder andere gruppendynamische Phänomene. So ermittelte beispielsweise das ›Global Consciousness Project (GCP)‹ im Rahmen der PEAR-Testprogramme an der Princeton-Universität mit einem erdumspannenden Netz von Zufallsgeneratoren während des Terroranschlags am 11. September 2001[25] weltweit einen signifikanten emotionalen Ausschlag. Es wird angenommen, dass das kollektive Bewusstsein von Millionen von Menschen in jenen Stunden auf dieses eine Ereignis gerichtet war und so die Abweichung der Messdaten von der normalen Zufallsverteilung verursachte.

Solche Forschungsergebnisse über kollektive Wahrnehmung gibt es zahlreiche – um nur ein paar renommierte zu nennen, die Traumtelepathie-Versuchsreihen der Maimonides-Medical-Center-Traumlabore[26], wonach Gedanken in die Träume anderer Menschen übertragen werden können, oder auch die berühmten ›Ganzfeld‹-Experimente, wonach Testpersonen mit einer signifikant hohen Trefferquote Bilder eines räumlich getrennten Senders empfangen konnten.

Dass man durch Resonanz mit erweiterten Realitätsspektren auch gezielt Einfluss auf Materie nehmen kann, wurde ja bereits durch den amerikanischen Forscher William Braud mit seinen In-vitro-Experimenten eindrucksvoll belegt. Er wollte beweisen, dass es möglich ist, durch Bewusstsein biologische Systeme zu beeinflussen. In seiner vielleicht bedeutendsten Studie wurden rote Blutkörperchen in einer verdünnten Lösung aufbewahrt, sodass die Hämolyse, sprich ihre Auflösung, rasch eintreten würde. Braud bat nun den bekannten Heiler Matthew Manning und später auch andere Freiwillige, durch bloße Fokussierung der Aufmerksamkeit zu versuchen, die Hämolyse zu verlangsamen. Das gewagte Experiment gelang, alle Testserien bis auf eine einzige waren erfolgreich: Die roten Blutkörperchen konnten in ihrem physiologischen Zerfall aufgehalten werden. Der Hinweis auf die Macht des menschlichen Bewusstseins, physiologische Prozesse nicht nur des eigenen Körpers, sondern auch über Fernwirkung die eines anderen Organismus zu beeinflussen, galt als erbracht.[27]

Und so lautet auch einer meiner wichtigsten Grundsätze für die Aurachirurgie: Die Energie folgt der Aufmerksamkeit. Sowohl das Abrufen von Informationen aus dem Feld als auch die Weitergabe von Heilinformationen geschieht durch Fokussierung. Dabei trete ich völlig aus mir ›heraus‹, gehe ›in‹ die betreffende Problemstelle hinein und bitte um Unterstützung durch ein kosmisches Bewusstsein, sodass am Ende nicht ich, sondern das Göttliche dem Kranken zur Genesung verhilft. Ich denke, es hat viel mit Imagination und Intuition zu tun, mit dem Aussenden von Energie ›auf den Punkt‹, um dadurch die geistige Heilkraft freizusetzen und das Licht und die Liebe durch sich weiterzugeben.

»Dort, wohin man seinen Fokus lenkt, entsteht etwas – wie bei einem Bild, das der Maler vor seinem geistigen Auge hat.«

Gerhard Klügl

Vielleicht ist es ja bei mir wirklich ein bisschen wie bei Menschen mit autistischer Veranlagung: Weil ich abstrakte, gelernte Konzepte in einer Sitzung ausblende, habe ich keine festen Vorstellungen und filtere auch keine Details aus. Optische Täuschungen oder Fehleinschätzungen können so kaum auftreten, und dank meines visuellen Denkens und meiner Bildersprache mit dem Feld sehe ich dann nur, was tatsächlich ist.«

»Sie gehen davon aus, dass wir erkranken, weil Krankheitsprogramme uns mit kollektiven Ur-Erinnerungen in Resonanz bringen. Aber ist Krankheit denn nicht ein Teil des Lebens? – Es gibt doch immer reale Gründe für Er-

krankungen, wie zum Beispiel Bakterien und physische Ursachen.«

»Natürlich ist Krankheit ein Teil unseres Lebens, das zeigt sich ja leider täglich. Doch warum soll man sie als physikalisches Phänomen erdulden, wenn man sie auf feinstofflicher Ebene heilen kann?

Wie wir wissen, ist der biochemische Prozess letztlich nur die Auswirkung einer Information. Er zeigt uns, was an Abläufen im Körper messbar ist, Blutwerte, Hormonspiegel, Knochenbeschaffenheit und so weiter. Doch den eigentlichen Grund einer Erkrankung zeigt er nicht. Wie ich schon sagte, können Krankheiten auf karmische Erinnerung aus früheren Leben zurückzuführen sein, auf Informationen aus einem morphogenetischen Feld. Und doch glauben wir immer, dass irgendetwas ›Reales‹ schuld an einer Krankheit sein muss, wie zum Beispiel Bakterien oder Viren. Wir bekämpfen sie mit allen Mitteln der klassischen Medizin, und die Folge ist, dass sie immer resistenter werden – weil sie eine Botschaft weiterzugeben haben, denn sie sind nur Träger von Informationen und *eigentlich unsere Freunde*. Sie zeigen uns energetische Defizite an, beispielsweise: ›Bei dieser Entzündung stimmt das Milieu von dem Organ nicht!‹, damit wir entsprechende Maßnahmen ergreifen, den energetischen Schwachpunkt zu beheben, so wie es die biophysikalische Medizin und die Naturheilkunde tun. Das richtige Vorgehen heißt also: ›Tötet nicht den *Überbringer* einer schlechten Nachricht!‹ Bekämpft nicht das Bakterium als solches, sondern ändert die Umstände!

Während man zu diesem Zweck beispielsweise in der

TCM versucht, Energieblockaden zu beseitigen und den freien Fluss der Lebenskraft ›Chi‹ wiederherzustellen, spürt die Aurachirurgie auf, warum ein energetischer Schwachpunkt besteht und ob alte karmische Informationen aufgelöst werden wollen. Nur, wie wollen sie aufgelöst werden? – Ganz einfach: durch aktuelle, diesem jetzigen Leben entsprechende Krankheitsbilder. Nur mit ihnen kann der Körper auf die alte Wunde aufmerksam machen.

Ich gebe Ihnen ein Beispiel: Eines Tages suchte mich ein Klient wegen starken Ziehens in der Eichel auf. Alle schulmedizinischen Befunde waren negativ, es gab keinerlei Hinweise auf Störungen. Ich untersuchte ihn schließlich mit der nichtlinearen Systemanalyse und fand ein karmisches Muster durch vormalige Kastration sowie Belastungen auf den Lendenwirbeln. Ich fragte, ob er Rückenprobleme habe, und er bestätigte einen Bandscheibenvorfall, den er vor einiger Zeit hatte. Sofort war mir klar, dass zwar medizinisch gesehen kein Zusammenhang zwischen Bandscheibenvorfall und Genitalbeschwerden bestand, allerdings auf aurachirurgischer Ebene tiefer liegende Gründe vorlagen: Eine Kastration aus einem früheren Leben wollte durch die Ausstrahlung vom Rücken in den Genitalbereich auf die uralte Wunde aufmerksam machen. Ich behob das Problem der karmischen Verstrickung an der Eichel, und das Ziehen verschwand – trotz des bestehenden Bandscheibenvorfalls.

Und so funktioniert Heilung durch Aurachirurgie über Symbolik. Der Körper will den alten Schmerz loswerden, der Aurachirurg übersetzt dessen Bildsprache und geht in

Resonanz mit der jeweiligen Information, um das ›Krankheitsbild‹ zu dekodieren. Ob dies dann tatsächlich eine Kastration, eine Schussverletzung oder Tod durch Erhängen war, spielt keine Rolle. Es gibt im Grunde nur zwei Möglichkeiten: Entweder es handelt sich wirklich um eine karmische Vererbung, also einen Tod in einem früheren Leben, oder aber der Betroffene ist irgendwann einmal mit der jeweiligen Ur-Information des morphogenetischen Felds in Resonanz getreten, sei es durch Ereignisse und Traumata in der Kindheit oder sei es, dass er nur einen Film über eine Hinrichtung oder Ähnliches gesehen hat. In jedem Fall ist man, sobald man mit der Schmerzinformation einmal emotional in Berührung kommt, energetisch damit verbunden, und der Emotionalkörper glaubt fortan, er sei selbst hingerichtet worden.

In diesem Zusammenhang wurde ich übrigens einmal von einem deutschen Showmaster gefragt, ob denn meinen Deutungen zufolge kein Mensch mehr eines natürlichen Todes gestorben sei. Wie schon erwähnt, ist dies nur mein Arbeitskonzept. Wahrscheinlich sind die meisten von uns unzählige natürliche Tode gestorben – allerdings hat das eben für meine Arbeit im Emotionalkörper keine Bedeutung. Man muss nicht unbedingt geköpft worden sein, um unter Migräne zu leiden, oder ein Sklavenjoch getragen haben, um sich mit Rückenschmerzen zu quälen – all dies sind letztlich nur mögliche Ur-Informationen oder Ur-Prinzipien, die man in seiner Aura mit sich trägt und die ich eben als solche dekodieren kann.

Vielleicht fragen Sie sich jetzt, warum es so drastische Todesbilder sein müssen, die ich wahrnehme – schließlich wäre es doch genauso vorstellbar, dass Krankheit nicht eine karmische Erinnerung an eine frühere Folter ist, sondern nur die gestörte Verbindung zu einem allgegenwärtigen ›Gesundheitsurfeld‹. Sicher wäre das viel ›schöner‹, und man könnte über positive Bilder eine Verbindung zur kollektiven Gesundheit eines Urfelds herstellen. Tatsächlich aber funktionieren bei mir die Bilder eben nicht in dieser Weise. Ich erhalte Auskunft über Symbole karmischer Verstrickungen, die sich aus früheren Toden ableiten, und kann erst dadurch Heilung einleiten. Das Prinzip, das dem zugrunde liegt, ist vielleicht ein bisschen vergleichbar mit der ›Ersten Edlen Wahrheit‹ des Buddhismus, die davon ausgeht, dass das Leben im Daseinskreislauf letztlich leidvoll ist und wir Menschen nur über Schmerz auf dem Weg zur Beendigung des Leids weiterkommen. Den Schmerz loszulassen und aufzulösen ist damit nicht nur das Ziel der Aurachirurgie, sondern ein wichtiges Lebensthema ganz allgemein. Aus demselben Grund halte ich übrigens auch Reinkarnationstherapien bei manchen Menschen für sehr sinnvoll.«

»Wie können Informationen Einfluss auf Materie haben und Heilung bewirken, ohne dass messbare physikalische Kräfte einwirken?«

»Informationen müssen wohl eine gewisse Reizschwelle überwinden, um wahrgenommen zu werden, jedoch nicht, um zu wirken. Beispiele hierfür sind das Zwischenblenden versteckter sogenannter subliminaler Werbebotschaften während eines Kinofilms oder die bekannten ›Wechselblindheitsversuche‹, wonach nichtwahrnehmbare Veränderungen auf einem Bild oder in einer Filmszene beim Betrachter ›komische Gefühle‹ verursachen. Obwohl das Bewusstsein also die Veränderung nicht registriert, führt die Wahrnehmung des Unbewussten zu körperlichen Reaktionen. Warum sollte dann nicht das Unbewusste, so wie man es inzwischen von Gedanken und Emotionen weiß, ebenfalls für psychoneuroimmunologische Prozesse verantwortlich sein?

Die amerikanische Neurowissenschaftlerin Candace Pert spricht in ihrem Buch *Moleküle der Gefühle*[28] davon, dass das menschliche Bewusstsein nicht nur im Kopf sitzt, sondern durch neuronale Rezeptoren in allen Körperzellen verteilt ist. Der Mensch stellt demnach auf körperlicher Ebene ein Kollektivwesen aus über fünfzig Billionen einzelliger, individueller Organismen dar, die alle eine gemeinsame Überlebensstrategie entworfen haben und instantan Informationen austauschen. Jedes Signal aus der Umwelt wird augenblicklich vom ›ganzen Körper‹ wahrgenommen, und einige Wissenschaftler wie beispielsweise Ervin László gehen davon aus, dass sich im Gehirn nur sensorische und Selektionsmechanismen befinden, um mit einem morphischen kollektiven Feld Informationen auszutauschen.

Dieselbe Vermutung gilt übrigens auch für die menschliche DNA. Ihr schreibt man inzwischen lediglich Antennenfunktionen zu, Informationen aus dem Feld zu registrieren und darauf zu reagieren, indem sie Gene an- beziehungsweise ausschaltet – so, wie es bereits von Bruce Lipton in seinem Buch *Intelligente Zellen*[29] ausgeführt wird. In diesem Zusammenhang hat die Epigenetik im

Übrigen nachgewiesen, dass die DNA zum Zeitpunkt der Geburt noch nicht einmal komplett angelegt ist und äußere Einwirkungen wie Ernährung, Stress, körperliche Fitness unsere Gene entscheidend beeinflussen sowie eventuelle umweltbedingte Modifizierungen gar an die Nachkommen weitergegeben werden.

Unsere DNA ist demzufolge eine Art Superspeicherbank, die auf Umweltreize reagiert und Erfahrungen sammelt. Die klassische Annahme, wonach sie eine alles bestimmende Grundrezeptur darstellt, ist überholt. Heute weiß man, dass wir nicht auf Gedeih und Verderb einer unabänderlichen Programmierung ausgeliefert sind und Krankheit allein eine Folge minderwertiger Biochemie ist, sondern dass Information selbst komplette Neukonfigurationen unseres genetischen Bauplans bewirken kann. Allerdings nicht in der Weise eines sagenumwobenen Heiligen Grals, der veralteten Einzel-Gen-Theorien zufolge jede Gesundheitsstörung einem spezifischen ›Krankheitsgen‹ zuordnet – ein Alzheimer-Antigen hier, ein Diabetes-Antigen dort und so weiter –, sondern vielmehr als ein Energiekörper, den man durch Bewusstseinserweiterung verändern kann (tatsächlich lassen sich laut einer Studie von W.C. Willett aus dem Jahr 2002 nur fünf Prozent der Krebs- und Herzerkrankungen auf vererbte Gene zurückführen)[30].

Wenn wir also davon ausgehen, dass die DNA nichts rein Physisches ist, dann können wir unsere Gene auch ins Feld des Gewahrseins bringen und tatsächlich Geschwüre sich rückbilden und Fehlendes wieder nachwachsen lassen. Heilung ist dann keine örtlich begrenzte biochemische Ausbesserung mehr, sondern die gezielte Kommunikation mit Billionen intelligenter Zellen. Was im Moment einer Heilung geschieht, wird daher von Medizinern auch oft mit dem Bild eines großen Fischschwarms anschaulich gemacht: Der Schwarm schwimmt in synchroner Bewegung, und plötzlich wechselt er in Bruchteilen einer Sekunde die Richtung. Obwohl alles Individuen sind, reagieren die Fische doch wie ein komplett zusammenhängender Organismus. Nun, ich denke, in ähnlicher Weise können ganz zweifellos auch Millionen erkrankter Zellen instantan ihr Verhalten ändern und gesunden. Nach dem Motto ›Alles lebt‹ erkennt man dann plötzlich die Realität, die hinter den Dingen steht.«

»Karmische Schuldprogramme sind Ihrer Meinung nach Verursacher von Krankheit – aber ist nicht Schuld ein ganz natürliches Empfinden wie Verantwortung, Stolz, Zuneigung?«

»Zugegeben: Schuldgefühle haben ihren Ursprung in einem Urempfinden des Menschen, nämlich der Angst, allein zu sein. Man will ›dazugehören‹ und lebt ständig in Sorge, ausgestoßen zu werden, ob im Job, im Verein, in der Familie oder in der Partnerschaft – eine Tatsache, die insbesondere von den Religionen schon immer genutzt wurde. Schuldgefühle mögen so gesehen also ›natürlich‹ sein, dennoch sind sie wohl kaum erstrebenswert. Denn wenn Schuldgefühle gegen die Fülle des Lebens steuern, werden sie zu Selbstbeschränkungen, und der Körper rebelliert dagegen mit Krankheit – wer seinen Körper und seine Seele kasteit, kann nicht gesund bleiben. Zudem sind Schuldgefühle ein idealer Nährboden für Hass und Lebensverneinung.

Die moderne Epigenetik unterscheidet heute zwei fundamentale zelluläre Reaktionen auf Umweltreize: sich auf etwas zubewegen oder sich vor ihm zurückziehen. Eine Bewegung hin zu einem lebensfördernden Signal ist eine Wachstumsreaktion, der Rückzug weg von lebensbedrohlichen Anzeichen dient dem Schutz. Diese beiden entgegengesetzten Reaktionen sind auch für Mehrzeller wie den Menschen lebensbestimmend, da die gleichzeitige Ausübung beider Impulse unmöglich ist. Genau wie bei Zellen geht auch beim Menschen die Konzentration von Energien zugunsten einer Schutzreaktion auf Kosten des Wachstums. Wenn man vor einem tollwütigen Hund wegrennt, hilft es wenig, Energie für das eigene Wachstum zu verwenden. Man braucht alle zur Verfügung stehenden Kräfte zur Flucht. Allerdings wird dafür auch die zur Erhaltung der Organe und Gewebe notwendige Energie abgezogen. Wenn also eine Schutzhaltung über längere Zeit andauert, wie beispielsweise während einer Depression oder bei dauerhaften Angstzuständen oder Schuldgefühlen, hemmt das nachhaltig den Wachstumsprozess und damit auch die Produktion neuer Lebensenergie.

Deutet man nun das Leben eines Menschen mit allen Teilaspekten – der Geburt, der Erziehung, dem Erwachsensein – und setzt sie in Beziehung zu den Enttäuschungen und Ängsten, ist Krankheit meist das Resultat tiefer Schuldgefühle und Selbstbestrafungen, im Extremfall sogar von Eiden und Gelübden, die unterbewusst wirken. So kann man der Beschreibung eines körperlichen Symptoms schon eine Menge entnehmen. Allerdings müssen sich Schuldprogramme oder Gelübde nicht immer nur physisch äußern, sondern sie können auch unsere Geschicke und Missgeschicke bestimmen.

Ein Beispiel hierfür ist einer meiner Klienten aus Liechtenstein. Er war ein mittelmäßig erfolgreicher Finanzberater, der kleinere Firmen an die Börse brachte, jedoch immer genau dann scheiterte, wenn er ›einen großen Fisch an der Angel‹ hatte. Dies bedeutete für ihn eine große Belastung, zumal es sein ganzes Leben lang schon so ging. Ich tastete also seine Aura ab und fand auch bald ein Armutsgelübde, das wahrscheinlich karmischen Ursprungs war oder aber von ihm selbst in seiner Kindheit oder Jugend unbewusst abgelegt wurde. Wir lösten das Gelübde auf, und bereits einen Monat später landete er seinen ersten größeren Coup – sehen Sie, somit ist das Auflösen von Schuldprogrammen, Eiden und Gelübden nicht nur für die Gesundheit, sondern auch für das persönliche Glück ausschlaggebend.

Neutral betrachtet ist Schuld eine Erfahrung aus Ursache und Wirkung (Karma) und wird aus Erinnerungen der Vergangenheit erzeugt. Wer sich an die Vergangenheit bindet, wird niemals vom Schmerz loslassen können und kann so wunderbar manipuliert werden; Verurteilen und Richten sind hier die entscheidenden Wegbereiter für Schuldgefühle.

Zu mir kam einmal ein tibetischer Lama, um sich sein Knie behandeln zu lassen, und ich nutzte die Gelegenheit, ihn zu fragen, was er denn von Karma hielt. Daraufhin lachte der Lama nur und meinte, Karma sei völlig neutral – erst die Menschen würden diese Neutralität aufheben, indem sie in ›gutes‹ und ›schlechtes Karma‹ unterschieden. Was aber nütze es, Gutes zu tun, nur um gutes Karma anzuhäufen – Gutes müsse aus dem Herzen kommen. Und nicht die Frage nach einer Schuld sei wesentlich, sondern ausschließlich die nach der Ursache: Wer Verantwortung für sein Handeln übernimmt, wird frei von Schuldgefühlen. Ich stimme ihm darin zu: Verantwortung zwingt zum Handeln, denn sie ist stets nach vorne gerichtet und spielt im Jetzt. Wenn es gelingt, das eigene Handeln verantwortungsvoll als Ursprung logischer Konsequenzen zu begreifen, ist man ein freier Mensch; wenn es nicht gelingt, bleibt man in der Emotion gefangen und erkennt nicht, was wirklich ist.

Ich habe das mit meinen Eltern selbst so erlebt. Sie waren Flüchtlinge und haben ihre Grundschuld, das Gefühl des Vertriebenseins, nie loslassen können. Über Generationen blieben sie in Resonanz mit einem ›morphogenetischen Feld gegenseitiger Schuldzuweisungen‹. Dabei dienen Nationalgefühle wie Religionen ohnehin nur einer herrschenden Oberschicht, um ihre Vorherrschaft zu festigen und ihre Ziele zu verwirklichen. Die Sehnsucht der Menschen nach Heimat und Zugehörigkeit wird in nationalistische oder religiöse Bahnen gelenkt. Man spricht von Abstammung, Glaubenszugehörigkeit, von der Geschichte der Deutschen, der Franzosen und verstärkt damit letztlich wieder nur die Bindung des Einzelnen an die Vergangenheit eines Staatsgebildes. So wird einem das Gefühl vermittelt, schon immer als Muslim, Christ, Deutscher oder Franzose gelebt zu haben, und man übersieht völlig, dass man sich schon wieder vom Prinzip der Fülle abgrenzt, in diesem Fall von der Fülle an Nationen und Kulturen.«

»Herr Klügl, Sie erwähnen mehrfach die Religion – spielt sie eine besondere Rolle bei der Schuldfrage?«

»Das zentrale Prinzip von Religion ist doch die Schuld. Nahezu alle Religionen funktionieren über Sünde und Bestrafung und legen damit schon in früher Kindheit den Samen für Manipulation. Nicht zuletzt die Verkörperung des Leidens, das mit Jesus Christus als dem allgegenwärtigen Märtyrer in einer völlig falsch verstandenen Botschaft in den Vordergrund gestellt wurde, ermöglichte die Unterdrückung des freien Menschen zugunsten einer weltlichen Macht der Kirche. Und nur durch Angst konnten die Machtstrukturen auch erhalten werden – was schon im Wort *religio* zum Ausdruck kommt, heißt es doch wörtlich übersetzt unter anderem ›Ehrfurcht‹. Diese ›Ehr-Furcht‹ hat sich schließlich über die Zeit als karmische Erinnerung verewigt. Sie wird durch Resonanz mit einem Urfeld aktiviert und äußert sich über Eide und Gelübde, die wir, meist ohne es zu wissen, mit uns herumtragen. Eine zentrale Rolle spielt bei alledem das Prinzip der Wiederholung: *religare,* eine weitere Ableitung, bedeutet so viel wie: festhalten, anbinden. Wenn der Mensch also etwas ständig wiederholt, dann hält er sprichwörtlich daran fest – warum sonst werden in allen Weltreligionen, wie etwa im Buddhismus mit Mantras, Dinge fortlaufend repetiert? Weil die Inhalte damit verankert und gleichbedeutend zur Wahrheit werden und weil sie dadurch wiederum emotional an Wert gewinnen. Immer wenn ›Wahrheiten‹ direkt mit Emotionen gekoppelt werden – beispielsweise Furcht, Ablehnung, Hass –, kann der Mensch nicht mehr unterscheiden, was wahr und was unwahr ist.

Doch warum ›Furcht‹, frage ich mich, wieso eigentlich wird der Kernsatz des Christentums nicht gelebt? Wieso sieht man keine Abbildungen des auferstandenen Christus, wo ist die ›Frohe Botschaft‹? Allgegenwärtig ist nur ein gekreuzigter Jesus. Immer wenn ich in eine Kirche gehe, suche ich ihn, den Auferstandenen. Und finde ihn nicht. Dabei ist das doch eigentlich die zentrale Aussage: Leben hat weder Anfang noch Ende.

Würde man *religare* in einem dem Leben zugewandten Sinne interpretieren, würde die ›Rück-Bindung‹ des Menschen an seinen Ursprung, an das Göttliche offenbar. Aus einem Wissen um diese Rückbindung ist aber leider eine emotionale Bindung an die Vergangenheit geworden, und die institutionellen Religionen haben nicht mehr das Wissen um die Rückbindung weitergegeben, sondern nur einen Glauben an eine allmächtige Instanz. Krankheiten sind dafür ein wunderbares Druckmittel, um die Angst vor einem Gott zu fördern, der auf diese Weise die Sünden des Menschen sühnt. Dies hat sich bis heute nicht wesentlich verändert und ist noch immer ›in uns drin‹. Während alle Prozesse des Universums in einem ständigen Wachstum begriffen sind, wird in der Religion kaum Wachstum gestattet. Man hält weiter krampfhaft an den Worten alter Erinnerungen und Deutungen fest, ganz so, als ob Gott heute nicht mehr zu uns spräche.

Der Philosoph und Theologe Rupert Lay hat in dem Zusammenhang in seinem Buch *Ketzer, Dogmen, Denkverbote*[31] unmissverständlich dargelegt: ›Jesus kennt Wörter wie Sünde, Erlösung, Schuld und sittliche Weltordnung nicht. Jesus hat niemals von Schuld gesprochen. Er ist nicht gekommen, um Menschen, die sich für Sünder halten, zu verurteilen und ihnen so neue Lasten aufzubürden, sondern um sie von diesen Lasten zu befreien. Er hat den Begriff *Schuld* selbst abgeschafft, hat jede Kluft zwischen Gott und den Menschen geleugnet und lebte diese Einheit von Gott und Mensch als seine *Frohe Botschaft.*‹

So sind Glaubensdogmen Einschränkungen der Freiheit. Man muss dagegen aufbegehren und aus dieser Gefangenschaft ausbrechen. Im Gefangenenchor aus Giuseppe Verdis Oper ›Nabucco‹ wird dies besonders deutlich mit der Strophe ›Va, pensiero, sull'ali dorate‹ (›Steig, Gedanke, auf goldenen Schwingen‹) – erst mit dem Gedanken und dem Glauben an die Freiheit ist Freiheit möglich. Das Sehnen des jüdischen Volkes nach Freiheit während der Babylonischen Gefangenschaft wurde doch nicht ohne Grund später auch zu einem Symbol für den italienischen Widerstand gegen die Fremdherrschaft der Habsburger. Im Umkehrschluss bedeutet dies natürlich auch, dass man auf ewig unfrei bleibt, wenn man im Glauben lebt, ein Gefangener zu sein.

»Wenn festgefahrene Ansichten den Blick auf neue Horizonte versperren, wird man nie neues Land entdecken.«

Gerhard Klügl

Das Gleiche trifft auf jedes andere Glaubensdogma zu: Wer von Unglauben an neue Konzepte wie beispielsweise eine jenseitige Welt oder Geistheilung erfüllt ist und den Gedanken daran nicht zulässt, wird in seiner Welt verhaftet bleiben. Glücklicherweise wurde die Geschichte der Menschheit auch von Freidenkern mitbestimmt, die auf der Suche nach anderen Wahrheiten waren und aus ihnen neue Realitäten schufen. Allerdings kommt es mir manchmal vor, insbesondere wenn ich die hitzige Diskussion um mich und die Aurachirurgie in den Medien verfolge, dass wir ein bisschen verloren haben, was die alten Griechen so beispielhaft beherrschten: die Kunst des Disputs – These, Antithese, Synthese. Heute gibt es keine Synthese mehr, weil wir nur noch in Denkschablonen funktionieren und damit unsere eigene Wahrheit verteidigen, sodass alles, was darüber hinausgeht oder abweicht, als feindlich wahrgenommen wird. Dabei ist doch genau der Andersdenkende der nötige Impuls, um über die Synthese zur Erweiterung zu kommen. Und die lautet letztlich immer nur: ›Ich erkenne Gott.‹«

> »Für mich sind die zwei größten Irrtümer in Bezug auf Gott: zu glauben, dass Gott etwas braucht, und zu glauben, dass Gott sich von uns getrennt hat oder uns bestrafen wird, weil wir ihm nicht gegeben haben, was er braucht.«
>
> *Gerhard Klügl*

»Sie sagen, Ihnen fehlt in der Kirche die ›Frohe Botschaft‹ – wie lautet denn Ihre Botschaft für ein Leben voller Gesundheit und frei von Schuld, Herr Klügl?«

»Jahrhundertelang wurde Krankheit als Störung der Funktionsfähigkeit des Körpers verstanden. Jahrhundertelang hat man geglaubt, Gesundheit durch Beseitigen der Symptome oder Entfernen erkrankter Organe beziehungsweise Körperteile wiederherstellen zu können. Heute weiß selbst der konservativste Schulmediziner, dass Gefühle einen entscheidenden Einfluss auf unsere Gesundheit haben – im negativen Falle (bei Schuldgefühlen) wie auch im positiven. So hat man beispielsweise herausgefunden, dass im Zustand des Verliebtseins ein ganzes Feuerwerk körpereigener physischer Prozesse zündet, die unter anderem für den Stoffwechsel und das Zellwachstum verantwortlich sind. Die auf so eindeutige Weise beeinflussbaren inneren Kräfte lassen uns also direkt auf positive Emotionen ansprechen – man muss sich deshalb von der Vorstellung lösen, unser Körper wäre nur eine störanfällige biochemische Maschine. Vielmehr ist er natürlich die sensible Nahtstelle zwischen der sichtbaren Welt und dem Reich des Feinstofflichen. An diesem Schnittpunkt stoßen wir täglich in neue Bereiche des Bewusstseins vor. Und mit jedem Schritt in diese Richtung folgt uns auch unser Körper. Er ist der Signalgeber für Vorgänge auf einer energetischen Ebene.

Candace Pert[32] geht davon aus, dass ein ›selbst-bewusster‹ Geist, der sich selbst reflektiert und Gefühle in eine positive Richtung zu lenken vermag, über das Gehirn ›Glücksmoleküle‹ ausschütten und den Organismus beeinflussen kann. So mag Freude einen kranken Organismus wieder gesunden lassen, während unkontrollierte negative Emotionen einen gesunden Körper krank machen können.

Aus diesem Grund spielt auch die Sexualität eine wichtige Rolle – wenn man sich in einem Zustand der Ekstase befindet, ist man im sprichwörtlichen Sinn außer sich, und wer außer sich ist, ist mit allem eins. Dann gibt es keine Grenzen mehr, keine Trennung, und das bedeutet pures Sein, pures Bewusstsein – alles fließt *(panta rhei)*. Der Psychiater, Sexualforscher und Soziologe Wilhelm Reich[33] hat in diesem Zusammenhang herausgefunden, dass im Zustand des Orgasmus Licht in die Zellen eintritt und bei jeder Ekstase unser ganzes Sein von Grund auf stimuliert und ›zum Leben angeregt‹ wird. Für Reich wie im Übrigen auch für den deutschen Biophysiker Fritz-Albert Popp war damit das Quantum an Licht in einer Zelle ein Maß für deren Vitalität. Je weniger ›Lebenslicht‹ sie hat, desto ›kränker‹ ist sie – Gesundheit ist also eine Frage ›lichter‹ Lebensfreude, auch was die Sexualität angeht.

Und schon sind wir wieder bei der Kirche, bei Schuldprogrammen und all ihren negativen Auswirkungen auf die Gesundheit. Die Sexualfeindlichkeit des Klerus, beginnend mit der Versuchung Evas durch den Apfel, zielt doch genau darauf ab, einen Deckel auf diesen natürlichen Urtrieb des Menschen zu schrauben und ihn zu kontrollieren. Dass dies aber letztlich nur zur Perversion der Sexualität führt, dürfte angesichts der vielen sexuellen Entgleisungen in der heutigen Gesellschaft wie auch innerhalb der Kirche jedem klar sein. Ich habe zu Hause übrigens noch Patentschriften, die dies eindrucksvoll belegen: für einen Peniskühler von 1893, für eine ›Zwangsjacke‹ für Kinder zur Prävention der Onanie aus dem Jahr 1902 sowie für eine ›Vorrichtung zur Verhütung des

Liegens auf dem Rücken‹, um das Eintreten erotischer Traumbilder zu unterbinden.

Unterdrückte Sexualität ist allerdings nur eine der ›Sünden‹, die wir gegen unser Wohlbefinden begehen können. Eine fast noch schlimmere ist die Freudlosigkeit! Auch hier haben die Religionen ihren Anteil – erinnern Sie sich noch an die wunderbare Verfilmung des Romans *Im Namen der Rose*, in der ein Franziskanerpater auf der Suche nach dem verbotenen Buch über die Poetik der Komödie von Aristoteles durch strenggläubige Klosterangehörige beinahe sein Leben verliert? Für große Teile der Kirche nämlich stellte Lachen eine Gotteslästerung dar, da das Lachen die Furcht töte und ohne Furcht kein Glaube möglich sei.

Dabei ist doch genau das Gegenteil der Fall: Fällt es nicht viel leichter zu glauben, wenn man sich verbunden fühlt mit all dem Göttlichen dieser Welt, der im Täglichen verborgenen Schönheit, den kleinen Überraschungen und den großen Wundern? Wir alle kennen solche Gefühle. Sie geben uns die unbestimmte Gewissheit, dass wir irgendwie mit einem größeren Ganzen vereint sind, mit Dingen und Vorgängen, die wir nicht mit Worten beschreiben können. Mit der sprachlosen Furchtlosigkeit, dass es im Universum mehr gibt, als wir mit unseren Sinnen erfassen können. Darum kostet es ja auch viel mehr Mühe, Freude und Schönheit abzulehnen, als sie anzunehmen. Das ist kein passiver Akt.

Bei all dem Potenzial an Glücklichsein in unserer Welt ist es erstaunlich, dass die Menschen manchmal so gelangweilt und so einsam sind. Ganze Industrien wurden sogar geschaffen, um ›Bedürfnisse zu wecken‹ und diese in kommerzielle Bahnen zu lenken. Dabei brauchen wir doch gar keinen Weckdienst – lachen Sie, freuen Sie sich Ihres Lebens, versuchen Sie, nicht alles zu ernst zu nehmen, und seien Sie dankbar, egal welches Blatt sie gerade in den Händen halten. Und: Seien Sie aktiv! – um es mit den Worten des einzigartigen, fabelhaften Patch Adams zu sagen: Es ist etwas Gigantisches, wenn ein Mensch seinen Dank dafür ausdrückt, dass er lebendig ist. Wer Dienst tut, wird sein ganzes Leben ein wundervolles Wohlergehen verspüren. Kreativität und Dienst sind eine der gigantischsten Arzneien, die je entdeckt wurden. Sie sind der große Ermüdungskiller, der Zerstörer von Depression und Stumpfsinn, der Weg, der die Unbeweglichkeit beendet, die durch die Angst verursacht wird – der Weg zur Gesundheit!

Noch ein kleiner persönlicher Tipp zum Lachen: Tun Sie's locker und unverkrampft. Suchen Sie einen Weg, echte Freude zum Ausdruck zu bringen – und nicht durch Lachseminare in Indien oder nach Lachvorschrift mit ›Lachparagrafen‹: Paragraf 1 für Einatmung, Paragraf 2 für stoßweises Ausatmen, Paragraf 3 für sich zufrieden zurücklehnen und so weiter …«

> »Für mich sind die zwei größten Irrtümer in Bezug auf das Leben: zu glauben, Menschen existierten getrennt voneinander und manche wären besser als andere, und zu glauben, es gäbe nicht genug von dem, was Menschen brauchen, um glücklich zu sein – deshalb müsste man schneller sein und kämpfen.«
>
> *Gerhard Klügl*

»Fassen wir nochmal zusammen: Krankheit wird durch Erinnerungen aus früheren Leben verursacht, die wir über ein kosmisches Urfeld abrufen und nur auflösen können, wenn wir sie mit symbolischen Handlungen neutralisieren – ist das nicht etwas zu leicht, um wahr zu sein? Sind unser Sein und die Zusammenhänge im Universum nicht komplexer?«

»Ganz sicher sind die Zusammenhänge des Seins im Detail weitaus komplexer – wahrscheinlich sogar so sehr, dass wir niemals in der Lage sein werden, sie völlig zu verstehen. Doch genau darum ist es notwendig, sich vom Detail zu lösen und ›das große Bild‹ zu betrachten, denn die Reduktion des Universums auf die ›Zweidimensionalität‹ des Verstands schließt sich eigentlich von selbst aus. Es ist das Schicksal des Menschen, dass er es trotzdem immer wieder versucht, um letztlich durch die Grenzen der Gedanken ›verrückt‹ zu werden.

Vielleicht geschieht dies auch deshalb, weil der Verlust der Zweidimensionalität und Polarität etwas mit dem zu tun hat, was wir als ›Tod‹ bezeichnen. Und gerade diese Todesangst hat das Denken der westlichen Kulturen so lange geprägt und bis heute bestimmt. Jenseits der Zweidimensionalität aber existiert der Tod nicht, und auch kein Suchen nach der ultimativen, unumstößlichen Antwort. So decken sich die Erkenntnisse der modernen Physik, die ja neue Wege beschreitet, mehr und mehr mit den Erfahrungen der alten Mystiker: Modelle gewinnen plötzlich an Gültigkeit, auch wenn sie nicht vollends erklärbar sind oder im Detail von der Wirklichkeit abweichen sollten. So gesehen sind alle konkreten Erklärungsversuche –

meine wie die der neuen Wissenschaften – nur Näherungen sowie Interpretationen und dienen lediglich dazu, das Ganze anschaulicher zu machen.

Ein schönes Erklärungsmodell hierfür ist die räumliche Darstellung von Zeit. Zeit hat, wie wir wissen, mehr als nur die eine, vom Menschen wahrnehmbare Dimension. Sie ist damit nicht nur linear – hinter uns die Vergangenheit, vor uns die Zukunft –, sondern auch räumlich angeordnet. Rein der Vorstellung halber gibt es also auch eine Zeit, die links und rechts und oben und unten verläuft, nur können wir sie nicht wahrnehmen oder mit dem Verstand nachempfinden. Wenn man sich nun diese räumliche Zeitanordnung als Kugel anschaulich macht und das Gravitationsfeld des Universums als Netzgitter, hinterließe die Kugel im Gravitationsfeld einen Eindruck, ebenso wie jedes Ereignis, jede Bewegung und jeder Gedanke. Die Gesamtheit aller Eindrücke wie aller Geschehnisse würde damit das gigantische kosmische Urfeld bilden, und nichts ginge verloren.

Doch was wäre nun der Mensch im Gefüge eines solchen Universums? Was würde unsere Existenz ausmachen? Auch hier gibt es eine schöne Analogie: Stellen Sie sich vor, Sie wären das Sendebild auf einem Fernsehapparat. Natürlich wäre das Bild nicht erst im Gerät entstanden, sondern per Wellen an die Fernsehantenne gesendet worden. Wenn nun der Fernseher defekt ist, gibt es dann auch das Bild nicht mehr? – Nein, natürlich nicht. Mit einem anderen Fernseher, dessen Sender auf die richtige Frequenz eingestellt wäre, würde Ihr Bild noch immer ausgestrahlt werden.

Und genauso verhält es sich vielleicht auch mit unserer Identität, unserem ›Selbst‹ – womöglich existieren wir als Sendung in der Umwelt, völlig unabhängig von unserem Körper. Körperliche Materie wäre dann nur ein ›Download‹ aus einer ganzen Fülle komplexer Umweltsignale, die alle zusammen das Universum ausmachen. Die ›Sendung‹ eines Individuums wäre mit seinem materiellen Verschwinden also nicht vorbei. Ein Indiz hierfür könnten die gruseligen Erfahrungen aus der modernen Transplantation sein, wenn mit Organen oder Körperteilen auch komplexe Verhaltensweisen, Gewohnheiten und Körperempfindungen vom Spender auf den Empfänger übergehen.

Als Erklärungsmodell für diese Phänomene wird oft das ›zelluläre Gedächtnis‹ ins Feld geführt – ein psychologisches und verhaltensorientiertes Erinnerungsvermögen scheint demnach möglich, wenn in dem transplantierten Organ noch immer die Rezeptoren vorhanden sind, die das ursprüngliche Programm empfangen. Die Organtransplantation bietet damit nicht nur ein Modell für unsere Unsterblichkeit und mögliche Reinkarnationen, sondern auch einen zusätzlichen Hinweis darauf, dass es so etwas wie ein Urfeld wirklich gibt.

Dies deckt sich im Übrigen mit den Erkenntnissen der feinstofflichen Forschung über das menschliche Bewusstsein. In der heutigen Physik versucht man, Bewusstseinsvorgänge rein grobstofflich zu erklären. Man hat hochkomplexe neuronale Prozesse im Gehirn festgestellt und definiert Bewusstsein als eine emergente Leistung dieser Prozesse. Folglich gibt es weder vor der Geburt noch nach dem Tod ein individuelles Bewusstsein, die Verantwortung für die Handlungen eines Menschen erlischt mit seinem Ableben.

In der Feinstofflichkeit jedoch sieht die Sache anders aus. Nach ihrer Sichtweise sind sämtliche dynamischen Vorgänge im Gehirn Resonanzen eines subtilen energetischen Feldkörpers, der bei der Befruchtung der Eizelle in unseren Körper eintritt und seine gesamte Morphologie und Funktion steuert. Informationen aus diesem Aurakörper drücken sich entsprechend in der Physiologie wie auch in der ›Historie‹ eines Menschen aus. Sie können problemlos den Tod überdauern und jegliche Verantwortlichkeit des Menschen in ein neues Leben mitnehmen. Und genau das ist es, was man unter ›Karma‹ versteht: Leben ist ein ewiger Kreislauf, ein kosmisches Energie-Recycling ohne Anfang und ohne Ende.

Sowohl Modelle als auch Überlegungen hierfür gibt es aus den unterschiedlichsten wissenschaftlichen Fachbereichen, die Meinungen und Interpretationen sind ebenso zahlreich wie kontrovers, doch alle gehen sie in dieselbe Richtung: Es muss so viel mehr geben, als was wir derzeit wahrnehmen, erklären und berechnen können!

Auf die Aurachirurgie angewandt, bedeutet all dies, dass es wohl möglich ist, über Bewusstsein Informationen aus der Vergangenheit abzulesen, ähnlich wie bei einem jahrhundertealten Baum, in dessen Jahresringen jedes Ereignis hinterlegt ist. Nur entsprechen diese Jahresringe beim Menschen nicht etwa den Falten in unserem Gesicht, sondern verlaufen gewissermaßen auf der Ebene unserer Seele. Sie entspricht bildlich gesprochen einer CD, auf deren Spiralspur ein digitaler Code gespeichert wird. Jede Spurschleife birgt die Information für Laute und Töne, die in ihrer Gesamtheit die ›persönliche Partitur des Lebens‹ darstellen. Und während diese Melodie spielt, wird gleichzeitig aus dem jetzigen Leben, das wir gerade führen, eine weitere Spur in unsere Seele eingebrannt. So fügen sich eine um die andere wie die Ringe bei einem Baum zusammen. Wenn man dann durch Bewusstsein eine andere Perspektive wählt und in die Draufsicht der CD geht, kann man alle Spuren gleichzeitig lesen, und sämtliche Information ist gegenwärtig – Geistheilung kann beginnen.«

»Eine letzte, persönliche Frage, Herr Klügl: Ihre erste TV-Dokumentation auf 3sat trägt den Titel ›Ich bin ein Weltenmensch‹ – was ist das für Sie, ein Weltenmensch?«

»Im Jahr 2006, bevor die Aurachirurgie richtig bekannt wurde, hatte die Dokumentarfilmerin Giselle Rupf-Camenisch die Idee, einen Film über meine Aurachirurgie zu machen. Ich sagte spontan zu und war positiv erstaunt, mit welcher Feinfühligkeit sie dieses Projekt anging. Doch als sie dann ›Ich bin ein Weltenmensch‹ als Titel vorschlug, wurde ich etwas unsicher. Giselle aber war sich völlig sicher, schließlich sei ich doch ein Mensch, der gleichzeitig in zwei Welten lebt – einmal als Aurachirurg in seiner eigenen, feinstofflichen Welt und dann als ›ganz normaler‹ Gerhard Klügl, der fest verwurzelt auch im Alltag in der sogenannten ›Realität‹ steht.

Sie hatte recht. Und heute liegt für mich darin auch kein Widerspruch mehr. Vielmehr stelle ich mir die Frage, ob diese Welt, die wir als Realität wahrnehmen, wirklich die einzige ist oder ob es nicht noch eine zweite, dritte oder gar mehrere Welten gibt. Immerhin nehmen wir die sogenannte Realität doch meist nur mit unseren fünf Sinnen wahr, was tatsächlich einen sehr beschränkten Ausschnitt der ganzen Wahrheit darstellt. Radiowellen, Röntgenstrahlen, Energiefelder und vieles andere bleiben von unserer normalen Wahrnehmung ausgeschlossen, und wir können diese Subrealitäten nur mithilfe entsprechender Instrumente nachweisen. Doch was ist mit den Welten, für die wir noch keine Messinstrumente erfunden haben? Werden sie weiterhin nur über einen sechsten, siebten oder achten Sinn und damit nicht für jeden wahrnehmbar bleiben?

Glücklicherweise haben ambitionierte Wissenschaftler den Nachweis der Feinstofflichkeit in einem erweiterten naturwissenschaftlichen Weltbild erbracht. Diese feinstoffliche Welt existiert nicht separat von unserer materiellen Welt, es gibt hier keine fixen Grenzen, sondern alles ist in fließenden Übergängen miteinander verbunden. Aus diesem Grund kann ich von mir auch nicht behaupten, mich in einer anderen Welt zu befinden, wenn ich Aurachirurgie betreibe. Wohl aber bin ich während meiner Behandlungen in einer ganz tiefen, meditativen Ruhe und in voller Konzentration auf das, was ich gerade tue.

Der indische Philosoph Krishnamurti sagte einmal, Meditation bedeute, jede Sekunde des Tages bewusst zu erleben – eine hohe Kunst, wenn man bedenkt, wie leicht wir uns von Gedanken oder äußeren Umständen ablenken lassen und dann nicht mehr unsere Seele und das, was wir im Innersten wirklich sind, wahrnehmen.

Aber all dies kann nur jeder selbst auf seine eigene Weise erfahren. Es gibt dafür keine festen Regeln oder Ratschläge, da jeder von uns ohnehin in seiner eigenen Welt, seiner eigenen Realität lebt. Das zu erkennen mag zunächst zu einem Gefühl der inneren Einsamkeit führen, weil man sich plötzlich inmitten all dieser multiplen Realitäten allein und verloren fühlen könnte. Doch dieses Alleinsein heißt auch ›All-eins-Sein‹, ›Mit-allem-eins-Sein‹. Entsprechend den Erkenntnissen der modernen Quantenphysik, dass alles mit allem verbunden ist, bedeutet dieses ›All-eins-Sein‹ die wahre Wirklichkeit. Aus ihr erwächst auch der innere Friede, die ›Zu-Frieden-heit‹, das wahre Menschsein. Dieses Menschsein unterscheidet nicht mehr nach Religion, Staatsangehörigkeit oder Hautfarbe; und vielleicht ist es ja auch nur ein Traum, den wir alle leben. Um diesen Traum aber zu einer lebensbejahenden Wirklichkeit für alle im Sinne der Menschlichkeit werden zu lassen, bedarf es sicherlich noch einiger Anstrengung. In erster Linie müssen hierfür alle Schranken, Dogmen und Denkverbote wegfallen, und freies Denken muss erlaubt sein.

Lange bestimmten die Religionen, wie wir das Universum zu sehen haben und was Realität ist; sie verfolgten all diejenigen mit großer Härte, die anders dachten. Giordano Bruno musste seine Erkenntnis, dass das Universum unendlich und ewig ist, mit dem Leben bezahlen. Er wurde im Jahr 1600 in Rom auf dem Scheiterhaufen verbrannt. Und wie schwer tat sich die römisch-katholische Kirche, nach fast 400 Jahren zuzugeben, dass Galilei doch recht damit hatte, dass sich die Erde um die Sonne dreht und nicht umgekehrt! So liefern die Kirchen leider auch bis heute wenig schlüssige Antworten, was Leben und Tod wirklich sind. Wir haben siebeneinhalb Milliarden Menschen auf diesem Planeten und damit auch siebeneinhalb Milliarden unterschiedliche Weltbilder und Religionen. Nutzen wir diese große Vielfalt und Unterschiedlichkeit, eine Welt der Fülle zu schaffen mit dem Menschen darin als grenzenlos freiem Wesen. Jede Freiheit endet allerdings dort, wo die Freiheit des anderen beginnt.

»Kein Missionieren, keine gegenseitigen Schuldzuweisungen, kein Entweder-oder werden unsere Welt zu einem besseren Platz machen, sondern nur ein Sowohl-als-auch, das durch gelebte Toleranz entsteht. Diese Toleranz kann man nicht verordnen oder predigen, denn sie basiert allein auf Nächstenliebe.«

Gerhard Klügl

Als der Film ›Ich bin ein Weltenmensch‹ auf 3sat gesendet wurde, erhielt ich viel Zustimmung, aber auch Angriffe, die in Beleidigungen ausarteten – von Menschen, die mich nie persönlich gesprochen oder bei der Behandlung erlebt hatten. Nun kann ich damit gut leben, denn die Zahl jener, denen ich mit der Aurachirurgie helfen konnte, spricht für sich – wenngleich es auch immer wieder Fälle gibt, bei denen ich nicht helfen kann. Ich möchte deshalb mit diesem Buch keine Patentlösungen anbieten, sondern eigentlich zum Andersdenken anregen. Meine Heilmethode der Aurachirurgie basiert auf Resonanz. Nur wenn ich in Resonanz mit meinen Klienten gehe, kann Heilung geschehen. Gehen Sie doch auch ein bisschen in Resonanz – mit der Welt, mit neuen Ideen und Konzepten, mit dem Unerklärlichen. Verschließen Sie sich nicht, sondern seien Sie Weltenmensch – so wie im Grunde jeder von uns.«

Das eigene Quantenland entdecken

Schlusswort und Perspektiven

Kennen Sie die Kurzgeschichte *Flächenland (Flatland)* von Edwin A. Abbott?[34] Auf einer Veranstaltung der Evangelisch-Lutherischen Landeskirche Sachsens am 11. September 2009 illustrierte der Heidelberger Theologe Dr. Ekkehart Lorenz mit diesem »Science-Fiction«-Klassiker aus dem Jahr 1884 in einem Vortrag die Gefahr, die eigene Wahrnehmung der Wirklichkeit als die einzig mögliche anzusehen. Die Geschichte schildert die Erlebnisse eines kleinen Quadrats aus Flächenland, einer zweidimensionalen Welt, deren Bewohner einfache geometrische Formen haben. Das Quadrat macht sich auf die Reise und kommt in das eindimensionale Linienland, dessen Bewohner nur Strecken auf einer Geraden sind. Vergeblich versucht das Quadrat, den König von Linienland zu überzeugen, dass es noch eine weitere Dimension, die der Fläche, gibt. Schließlich aber trifft es selbst eines Tages auf eine Kugel und erfährt, dass es noch eine höhere, dritte Dimension geben soll, wo alle Dinge eine räumliche Ausdehnung haben. Da dem Quadrat jedoch jegliche Vorstellung von Höhe fehlt, tritt es die Reise nach Raumland an. Diese Erfahrung »am eigenen Leib« lässt es plötzlich die »wahre« Gestalt des Universums erahnen, und schnell wird ihm klar, dass auch die Kugel nur ein Gefangener ihrer eigenen Wahrnehmung ist. Solche Vorstellungen allerdings provozieren bald den allgemeinen Unmut, und so wird das Quadrat als Aufrührer eingesperrt.

Lorenz plädierte mit diesem Beispiel für die Akzeptanz geistiger Zusammenhänge, selbst wenn sie unsere gewohnten Denkvoraussetzungen überschreiten. Analog lässt sich die Parabel natürlich auch auf die Geistheilung übertragen. Allerdings ist damit das Problem erst eröffnet, denn wie kann ich zu einer sachlichen Beurteilung von Phänomenen gelangen, wenn sie der eigenen »flachen« Dimension und damit meines Verstehens enthoben sind?

Die mechanistische Weltanschauung der klassischen Physik dient der Beschreibung von Phänomenen, denen wir im täglichen Leben begegnen. Sie ist allerdings völlig ungeeignet, um das Geschehen im subatomaren Bereich zu beschreiben – was sie für ein letztliches Verständnis der Welt ebenfalls unbrauchbar macht, da unser Leben natürlich auch von quantenphysikalischen Vorgängen beeinflusst wird. Leider aber sind die klassische Physik und die Quantenphysik nur schwer vereinbar. Solange die eine nur die mikroskopischen Vorgänge und die andere nur die großen Objekte beschreibt, gibt es keine Probleme. Die Frage ist nur, wo sich die Grenze zwischen Groß und Klein befindet. Was ist groß, was klein?

Der Physiker Professor Dr. Martin Lambeck hat hierfür einen plastischen Vergleich: Würde die Verschränkung adäquat auch bei großen Objekten funktionieren, könnte beispielsweise ein Skiläufer auf einen Baum zufahren, sich vor dem Baum in zwei Hälften teilen, links und rechts um das Hindernis herumfahren und sich anschließend wieder zusammensetzen und ins Tal verschwinden.

Lambeck hat damit treffend die Krux unserer Zeit beschrieben. Die Quantenphysik ist und bleibt vorerst ein Rätsel, ihre Effekte lassen sich nur bedingt einschätzen oder im Detail eins zu eins auf Vorgänge im menschlichen Körper abbilden. Jeder Versuch, mit der Quantenphysik Heilung erklären zu wollen, ist außerordentlich problematisch, zumal durch die Popularisierung der Quantenmechanik ihre genaue, wissenschaftlich definierte Ausdeutung zwangsläufig verloren geht.

Dennoch führt kein Weg daran vorbei, will man die Vorgänge und Zusammenhänge der Welt besser verstehen. Fortschritt beginnt ja bekanntlich immer mit der Annahme, dass es möglich wird, Unmögliches zu erreichen und einen neuen Aspekt der Wirklichkeit zu enthüllen. Dass dabei allerdings die Naturwissenschaft immer den Vorstoß ins Unbekannte wagt, wurde von einem der bedeutendsten Wissenschaftsphilosophen des 20. Jahrhunderts, Thomas S. Kuhn, bereits in den frühen 1960er-Jahren bestritten.[35] Seiner Meinung nach gehört es zum Wesen der Wissenschaften, erst einmal das alte Paradigma zu erhalten und mögliche Abweichungen als statistische Ausreißer zu klassifizieren. Erst wenn diese Anomalien nicht mehr in die Schublade hineinpassten, würde ein grundsätzliches Umdenken erfolgen.

Nach ähnlichem Muster findet die Interpretation der jüngsten quantenphysikalischen Forschungen in einem weiteren Kontext nicht jedermanns Zustimmung. Kritiker behaupten, die Esoterikszene würde gar die Quantenphysik nur vorschieben, um esoterische Thesen zu bestätigen.

Man sollte bei dieser Diskussion nicht weiter Öl ins Feuer gießen. Esoterik hat ihre Berechtigung, aber auch ihre Schattenseiten, ebenso wie die Wissenschaft, und in jedem Fall hält die Quantenphysik für uns sicher noch so manche Überraschung parat. Aus dem Blickwinkel des Therapeuten sollte die Aufgabe primär darin bestehen, Heilung anzustoßen, und nicht, wissenschaftliche Erklärungsmodelle für das eigene Handeln zu liefern. Es geht deshalb in diesem Buch nicht um den Anspruch, etwas wie die absolute Wahrheit zu verkünden, zumal es so etwas in diesem Zusammenhang ja gar nicht geben kann, sondern darum, Impulse zu liefern. Jede neue Perspektive, jede andere Meinung oder These, mit der man konfrontiert wird, erweitert automatisch immer auch ein klein wenig das eigene Spektrum. Man setzt sich mit neuen Aspekten auseinander, schärft mehr oder weniger unbewusst seine Aufmerksamkeit für Neues und beeinflusst die eigene Wahrnehmung – ähnlich wie es auch dem Quadrat von Flächenland ergangen ist.

Und so kamen im Laufe der Jahre auch zahlreiche Patienten zu Gerhard Klügl, um nach neuen Perspektiven zu suchen. Viele von ihnen hatten sich allerdings – durch Dauertherapien von der Schulmedizin nur noch »bei der Stange« gehalten – eine Heilung gar nicht mehr vorstellen können. Zwar gab es irgendwie noch immer eine vage übergeordnete Idee, wieder gesund zu werden, allerdings glaubten die meisten nicht mehr wirklich daran und suchten nur noch nach Linderung. Es schien, dass insbesondere chronisch Erkrankte oder Patienten mit lebensbedrohlichen Krankheiten im Laufe ihrer Leidensgeschichte eine stille innere Prägung davongetragen hatten, tatsächlich unheilbar krank zu sein: »Wieso Heilung, ich habe doch Krebs!« Diese inneren Überzeugungen müssen durch Impulse angeregt und verändert werden. Und genau deshalb ist das In-Resonanz-Gehen mit neuen Heilaspekten so wichtig. Nur auf diese Weise kann der Kranke seine Wahrnehmung weiten, alternative Wirklichkeiten entdecken und seinen inneren Bildschirm zur Heilung aufmachen.

Denn ganz sicher gibt es »da draußen« für jeden eine seiner jeweiligen Situation und den Bedürfnissen von Körper, Geist und Seele entsprechende Heilmethode, die genau zum richtigen Zeitpunkt die richtigen Hebel in Bewegung setzt. Ob nun durch die Aurachirurgie oder auf eine andere Art und Weise – treten Sie in Resonanz mit neuen Möglichkeiten der Heilung, verlassen Sie »Flächenland« für eine Reise in Ihr persönliches »Quantenland«.

Auf diesem Weg alles, alles Gute!

> »Als Heiler muss man wissen, dass niemand angesichts seiner persönlichen Modellvorstellung von der Welt etwas Unangemessenes tut. Die heilenden Worte daraus sind: Ich kann verstehen, wie du so fühlen konntest.«
>
> *Gerhard Klügl*

Anhang

Dankesbrief eines Patienten

Lieber Gerhard Klügl,

erinnern Sie sich? – Ich bin der »Mittelhandknochen«, der Anfang Oktober hilfesuchend zu Ihnen kam. Ich hatte mir meine rechte Hand beim Sport gebrochen, und Sie waren so freundlich, mich noch recht spät am Abend ohne Anmeldung in Ihrer Praxis in Ruggell zu empfangen. Zuvor hatte ich am selben Tag einen Termin bei einem Orthopäden in Innsbruck gehabt, bei dem ein Röntgenbild gemacht wurde, auf dem klar der Bruch zu erkennen war (siehe Foto links); aus diesem Grund hatte man mir auch dringend zu einer Operation der Hand geraten. Nachdem ich aber keine sofortige Operation wollte, hatte ich mit dem Orthopäden vereinbart, noch zwei Tage zu warten. Und so habe ich mich samt Gipsverband gleich auf den Weg zu Ihnen gemacht.

Gegen 19 Uhr hatten Sie mich dann an der Hand operiert, und zwar auf Grundlage meines Röntgenbildes. Ich konnte es kaum glauben! Währenddessen hatten Sie mir meine Knochen wieder »gerade gestellt« und mit einem Strickleiterzugsystem zusammengezogen. Außerdem haben Sie dabei auch gleich mein linkes Handgelenk, das durch den schweren Sturz ebenfalls stark geprellt und gestaucht war und das ich weder drehen noch bewegen konnte, mit einem »aurachirurgischen Verband« versehen. Nachdem ich in derselben Nacht wieder nach Tirol zurückgefahren war, konnte ich eigentlich verhältnismäßig gut schlafen. Nur das ein oder andere Mal war ich aufgewacht, weil ich ein starkes Pulsieren verspürte, einerseits meiner rechten Hand unter dem Gips und andererseits an der linken Hand unter meinem »aurachirurgischen Verband«. Am nächsten Morgen schließlich konnte ich, wie durch ein Wunder, mein linkes Handgelenk bereits wieder völlig schmerzfrei bewegen.

Einen Tag darauf hatte ich erneut einen Termin bei meinem Orthopäden, und auf meinen Wunsch hin machte er noch ein weiteres Röntgenbild (siehe Foto rechts) – Sie hätten sein Gesicht sehen sollen, Herr Klügl, als er auf der neuen Aufnahme nicht die Spur eines Bruches entdecken konnte! Er kann es bis heute kaum glauben, dass der Bruch innerhalb von nur eineinhalb Tagen vollständig verheilt war. Die Operation war damit natürlich vom Tisch, und er konnte mir bereits vier Tage danach den Gips abnehmen. Anschließend schickte er mich zu einem Spezialisten für Sportschienen, der meine Geschichte ebenfalls nicht glauben konnte, zumal ich meine Finger, mein Handgelenk und auch meinen Unterarm bereits wieder bewegen konnte. Heute bin ich an der linken Hand beziehungsweise dem linken Handgelenk längst wieder komplett schmerzfrei. Nur an der rechten Hand spüre ich, dass der Knochen noch etwas Ruhe braucht. Ich bin aber sehr zuversichtlich, bald auch ohne Schiene Handgriffe machen zu können, denn es geht jeden Tag besser.

Lieber Gerhard Klügl, nochmals vielen Dank, dass Sie so kurzfristig noch die Zeit und die Herausforderung »Frischverletzter« angenommen haben. Ich finde, Sie sollten bei sich im Zentrum auch eine Station für Akutfälle oder eine »Notaufnahme« einrichten.

Beste Grüße aus Wien
Ihr Dr. Christoph S.

Auch ich sage danke!

In erster Linie möchte ich allen Klienten danken, die ihr Vertrauen in meine Art der Aurachirurgie gesetzt und es mir ermöglicht haben, mit den Problemen zu wachsen, vor die ich gestellt wurde.

Danke auch an die vielen Ärzte und Heilpraktiker, die mich in ihrer Praxis haben wirken lassen und mir immer mit ihrem Wissen Beistand gaben, sodass ich in all den Jahren schon fast eine Art medizinische Ausbildung erhalten habe.

So möchte ich mich ganz besonders bedanken bei Dr. Hermann Stephan, Dr. Albrecht Hempel, Dr. Gesine Kortz und Anton Wiesbeck, Heilpraktiker in Straubing, der für mich den Kontakt zu Dr. Karl Erdt und auch die Kontakte zur Gesellschaft für biophysikalische Medizin hergestellt hat.

Mein Dank geht auch an Clemens Kuby, der mir Mut machte, mit meinem Wissen über die Aurachirurgie an die Öffentlichkeit zu gehen. Ebenfalls vielen Dank an Jutta Schneider, die mich stets mit ihren guten Wünschen auf dem Weg zur Aurachirurgie begleitet, sowie an Brigitte Kellermann, die für mich seit vielen Jahren tolle Seminare organisiert.

Der wichtigste Dank gilt aber Giselle Rupf-Camenisch, die leider das Erscheinen des Buches nicht mehr erleben konnte, da sie im August 2011 diese Welt verlassen hat. Sie war die Initiatorin des Films »Ich bin ein Weltenmensch«. Ohne den Film wäre dieses Buch nicht entstanden. So möchte ich den Dank an ihren Mann, Gian Rupf, weitergeben.

Abschließenden Dank, im Besonderen auch von meinem Co-Autor Tom Fritze, an alle, die dieses Buch mit ihrer tatkräftigen Unterstützung möglich gemacht haben: an die Klienten Josephine Steininger, Michaela und René Angern, Bettina Abel, Heike und Urs Gübeli und Marianne Stierkorb sowie an all die anderen, die hier offen und ohne zu zögern ihre Erfahrungen mit der Aurachirurgie schildern; des Weiteren auch an alle Wissenschaftler und Doktoren, die mit ihrem Wissen dazu beigetragen haben, die Aurachirurgie besser zu verstehen: Günter Haffelder, Dr. Albrecht Hempel, Dr. Folker Meißner, Dr. Hermann Stephan, Dr. Hendrik Treugut, Dr. Klaus Volkamer und Dr. Ulrich Warnke.

Gerhard Klügl

Die Aurachirurgie in der täglichen Praxis – Heil- und Erfahrungsberichte von IAIM-Absolventen

Die Aurachirurgie nach Gerhard Klügl ist in der täglichen Praxis inzwischen unerlässlich. Es folgen einige Heil- und Erfahrungsberichte von IAIM-Absolventen über ihre erfolgreiche Anwendung.

Anja Sch., Hypnosetherapeutin
Eine Klientin kommt zwei Wochen nach einem Sturz vom Fahrrad, bei dem sie sich eine Fraktur des rechten Schlüsselbeins zugezogen hat, in meine Praxis. Sie trägt einen Rucksackverband und kann den Arm nur sehr eingeschränkt und unter Schmerzen bewegen; ein Anheben des Armes ist nicht möglich. Nach der aurachirurgischen Behandlung ist die Klientin in der Lage, den Arm schmerzfrei zu drehen und auch zu heben. Die Bruchstelle nicht mehr tastbar. Am selben Abend noch entfernt die Klientin den Rucksackverband.

Gabriele Sch., Physiotherapeutin
Pat, 52 Jahre, erscheint mit einem schmerzhaften Knie in der Sprechstunde. Die Untersuchung zeigt ein zu langes Kreuzband in beiden Anteilen, sodass die Kollateralbänder Spiel haben. Beim Abtasten ist das mediale Band schmerzhaft. Das Schienbein steht leicht in Innenrotation. Der Musculus Popliteus, ein an der Rückfläche des Knie-

gelenkes liegender Skelettmuskel, steht unter Spannung und ist stark verhärtet, ebenso wie zahlreiche andere Muskelpartien am Schienbein. Der Patient zeigt eine signifikante Bakerzyste, eine schmerzhafte Ausstülpung an der Innenseite des Kniegelenks. Die Bänder am Fuß reagieren bei Druck ebenfalls schmerzhaft. Das Hüftgelenk scheint ausgerenkt und ist bei Druck auf die Leisten ebenfalls schmerzhaft, sonst aber frei beweglich.

Das Ergebnis nach der Aurachirurgie: Der Patient teilt mir mit, dass er wieder Rad fahren und Treppen steigen kann. Die Schmerzen sind weg, auch das unangenehme Gefühl am Oberschenkel, an das er sich schon gewöhnt hatte, wenn der Hosenstoff darüber schubberte. Nach erneutem Abtasten finde ich keine Bakerzyste mehr, und die Fehlrotationskomponente des Schienbeins erscheint ausgeglichen. Der Tonus aller begleitenden Muskeln ist im Normbereich. Die Bänder am Fuß sind ebenfalls entspannt. Die Funktionalität des Gelenkes ist wiederhergestellt.

Dimitra W., Therapeutin

Herr H. kam eigentlich wegen einer Hypnose zu mir, dabei fiel mir die Schiene an seiner Hand auf, und ich fragte ihn danach. Er hatte sich vor zehn Monaten das Kahnbein gebrochen und hatte keinerlei Gefühl in Daumen und Zeigefinger; ferner konnte er die rechte Hand nicht beugen sowie den kleinen Finger nicht mit dem Daumen zusammenführen. Außerdem hatte er starke Schmerzen, und es waren Wasseransammlungen zu sehen. Er hatte auf seinem Handy das Röntgenbild. Obwohl er verschiedene

Ärzte konsultiert hatte, konnte zu keiner Zeit eine wirkliche Verbesserung erreicht werden.

Schon während der Behandlung bekam Herr H. wieder Gefühl in Daumen und Zeigefinger. Sehr bald konnte er auch die beiden Finger wieder bewegen und den kleinen Finger mit dem Daumen zusammenführen. In einem Anruf eineinhalb Wochen nach der Aurachirurgie erklärte er, er sei wieder absolut beschwerdefrei.

Dr. Wolfgang F., Arzt

Eine 76-jährige Patientin ist schon länger in meiner Behandlung wegen rezidivierender Blasenentzündungen sowie Problemen mit der Hals- und Lendenwirbelsäule. Sie hat beidseitig eine Hüftendoprothese, links eine Knieendoprothese und leidet unter Hämorrhoiden. Es wurde zudem eine Operation an den Herzklappen durchgeführt.

Nach Austestung wurde folgende Therapie eingeleitet:

1. Auflösen von karmischen Mustern
   - Erhängen
   - Pfählung
   - Ertränken
   - Medizinische Versuche (Blasenkatheter)

2. Auflösen von Eiden und Gelübden

3. Behandlung der Hals- und Lendenwirbelsäule
   - Kräfteparallelogramm Hals- und Lendenwirbelsäule

- Auffüllen der Bandscheiben zwischen Halswirbel 2 und 3, Halswirbel 3 und 4 sowie Lendenwirbel 4 und 5
- Akupunktur (virtuell) verschiedener Muskeln

4. Behandlung der rechten Hüfte
   - Richten der Hüfte durch virtuelles »Wiedereinhängen« am Modell
   - Auffüllen des Gelenkspaltes mit Gelenkflüssigkeit

5. Gallenwegsreinigung mit Absaugen von Sekret

Ergebnis: Nach der Behandlung konnte die Patientin deutlich besser laufen, die Kopfdrehung ging wieder bis zu beiden Schultern, die Beschwerden an der Lendenwirbelsäule waren einem Muskelkater gewichen. Die Blase hat bislang, nachdem sie zuletzt vor der Behandlung wöchentlich entzündet war, nur noch einmal eine Entzündung aufgewiesen.

Iveta B., Heilpraktikerin
Meine Katze hatte sich die Pfote verletzt. Die aufgeleckte Wunde wurde immer größer und immer dicker; die ganze Pfote fühlte sich heiß an, ebenso die Ohren. Sie wollte nichts mehr fressen. Zunächst hatte ich ihr einen Verband mit Propolistinktur gemacht, der aber nur ganze 5 Minuten hielt, bis sie ihn sich wieder abgestreift hatte. Ich habe die Pfote daraufhin aurachirurgisch behandelt: zuerst aufgeschnitten, gespült, das unreine Exsudat abgesaugt, nochmals gespült, zugenäht und verbunden. Die Katze

hatte die ganze Zeit über die Pfote still gehalten. Nach zwei Tagen schon war die Pfote fast vollständig abgeheilt.

Franz B., Therapeut

Die Patientin hatte sich beide Ellenbogen gebrochen. Nach Aufenthalt und Behandlung im Spital klagt sie über eingeschränkte Beweglichkeit beider Ellenbogen. Sie kann sie nicht wie üblich vollständig anziehen (Flexion), sondern verspürt dabei Schmerzen, als hätte sie einen Fremdkörper im Gelenk. Laut Befund des Spitals fehlen bei beiden Gelenken etwa 10 Prozent. Auf dem Röntgenbild hingegen ist nichts Auffälliges zu sehen. Ich vermute einen Mikroerguss in beiden Gelenken. Nach der Behandlung des ersten Armes ist eine vollständige und schmerzfreie Flexion möglich. Wir können das sehr gut mit dem noch nicht behandelten Arm vergleichen. Nach der vollständigen Behandlung lassen schließlich beide Arme eine vollständige und schmerzfreie Flexion zu.

Kontaktadresse

www.aurachirurgie.li

Weitere Informationen zu Seminaren mit Gerhard Klügl sowie eine Liste mit Therapeuten, die Aurachirurgie anwenden, finden Sie unter:

www.brillicon.de

Glossar

Ähnlichkeitsprinzip (Simile-Regel): »Similia similibus curentur – Gleiches werde mit Gleichem geheilt«. Das Prinzip besagt, dass ein Patient mit dem Mittel behandelt werden soll, das bei einem Gesunden ähnliche Symptome wie bei ihm hervorzurufen vermag.

Akasha-Chronik: wörtlich »Himmels-« oder »Ätherchronik«. Der theosophischen beziehungsweise anthroposophischen Auffassung nach ein alles umfassendes »Weltgedächtnis«, ein übersinnliches »Buch des Lebens«. In Deutschland wurde der Begriff Anfang des 20. Jahrhunderts vor allem durch Rudolf Steiner bekannt.

Aktionspotenzial: die vorübergehende Abweichung des Membranpotenzials (der elektrischen Spannung zwischen Innen- und Außenseite) einer Nervenzelle von ihrem Ruhepotenzial. Aktionspotenziale in Nerven und Muskeln lösen beispielsweise eine Bewegung der Extremitäten aus.

Amygdala: wörtlich »Mandel«. Die Amygdala ist ein paarig auftretendes Kerngebiet des Gehirns im jeweiligen Temporallappen und Teil des limbischen Systems (siehe dort).

Anamnese: wörtlich »Erinnerung«. Vorgeschichte bzw. Entwicklung einer Krankheit, Leidensgeschichte eines Patienten.

Astralleib (Astralkörper): nach dem lateinischen Wort für »sternartig«. Unsichtbare feinenergetische »Hülle«, die nach vielen okkulten oder religiösen Lehren den Menschen bzw. seine Seele umgibt und den Tod überdauert.

Ätherleib: siehe Aura.

Aura: wörtlich »Hauch, Lufthauch«. Energiekörper, der alle Wesen umhüllt. Gerhard Klügl versteht die Aura als ein unbegrenztes Energiefeld, das sich in ständigem Energieaustausch mit dem elektromagnetischen Feld der Erde und dem des gesamten Kosmos befindet. Sie besteht aus dem Ätherleib, wo sämtliche Organe feinstofflich angeordnet sind, dem Emotionalkörper, der Träger unserer Gefühle und unserer Emotionen ist und karmische Erinnerungen speichert, die maßgeblich unsere Gesundheit beeinflussen, sowie einer sich ins Unendliche erstreckenden Kausalebene, mit der wir uns über unser Bewusstsein theoretisch bis ans Ende des Universums ausdehnen können. Über das Resonanzprinzip können gezielt ausgeführte »chirurgische Eingriffe« in der Aura eine Heilwirkung auf korrespondierende Organe haben.

Bereitschaftspotenzial: elektrophysiologisch messbares Phänomen in der Großhirnrinde, das vor willkürlichen Bewegungen auftritt.

Bioresonanz: Konzept, demzufolge ein Mensch messbare elektromagnetische Schwingungen aussendet, die Auskunft über Erkrankungen geben.

Chakra: wörtlich »Rad, Kreis«. Nach hinduistischer Auffassung befinden sich im Astralleib des Menschen Zentren subtiler oder feinstofflicher Energie, »Chakras« oder »Chakren« genannt. Als (Haupt)chakren werden die sieben Zentren bezeichnet, die hintereinander entlang der Wirbelsäule liegen. Das höchste Chakra befindet sich am Scheitelpunkt des Kopfes. Das Stirnchakra (»Drittes Auge«) liegt etwa zwischen den Augenbrauen. Es ist das Energiezentrum für Wahrnehmung und Erkenntnis. Medial begabte Menschen, welche die Aura sehen können, beschreiben die Chakren als »Lotosblüten« in kreisender Bewegung, wodurch der Eindruck eines Rads entsteht.

Chaospendel: Pendel, an dem ein Pendel hängt, an dem wiederum ein Pendel hängt. Gibt man nur einen kleinen Schubs, setzt sich das Gebilde unter Entwicklung einer Eigendynamik »chaotisch« unkontrolliert in Bewegung. Körperliche Vorgänge auf Zellebene könnten in ähnlicher Weise vielleicht nur eines gezielten Impulses bedürfen, um den aktuellen Zustand in gleicher Weise zu ändern.

Chi: auch Qi oder Ch'i. Wörtlich übersetzt »Energie, Atem« und anderes mehr. Nach chinesischer Auffassung die Lebenskraft, die uns und die ganze Welt durchströmt.

chinesische Medizin: siehe TCM.

Deltafrequenzen: Hirnwellen im Bereich von 0,5 bis 3 Hertz. Sie haben die niedrigste Frequenz und stellen den unbewussten Bereich dar.

Determinismus: wörtlich »Abgrenzung, Bestimmung«. Die Theorie, dass alle künftigen Ereignisse eindeutig durch die Voraussetzungen festgelegt sind.

DNA: Desoxyribo-Nucleic-Acid, Desoxyribonukleinsäure (DNS), ein Polynukleotid, das als Träger der Erbinformation in allen Lebewesen und DNA-Viren vorkommt.

EFT: Abkürzung für den Begriff »Emotional Freedom Techniques«. Anwendung einer Theorie, die besagt, dass die Ursache aller negativen Emotionen in einer Störung des Nervensystems liegt. Vereinfacht ausgedrückt, ist EFT eine Art Klopfakupressur mit psychologischer Komponente.

emergent: wörtlich »hervorgekommen«. Nach der Theorie der Emergenz entstehen höhere Seinsstufen durch neu auftauchende Qualitäten aus niederen.

Emotionalkörper: siehe Aura.

epigenetisch: Die Epigenetik beschreibt Entwicklungsvorgänge, die durch Umwelteinflüsse gesteuert werden und nicht durch Mutation der Erbsubstanz. Sie ist ein Spezialgebiet der Biologie und befasst sich mit Zelleigenschaften, die auf Tochterzellen vererbt werden und nicht in der DNA-Sequenz festgelegt sind.

fraktal: Als »fraktal« (»gebrochen«) bezeichnet man vielfältig gegliederte, stark strukturierte Formen, wie sie beispielsweise in der Natur vorkommen, im Gegensatz zu einfachen Formen wie Kreis, Würfel oder Gerade.

Gaia-Feld: Aura der Erde. Gaia hieß in der griechischen Antike die Göttin der Erde. Die personifizierte Erde symbolisiert die Auffassung, dass es sich bei unserem gesamten Planeten um ein Lebewesen handelt.

Geistheilung: Oberbegriff für unterschiedliche alternativmedizinische Behandlungsmethoden, die sich nicht in die wissenschaftliche Medizin oder die klassische Psychotherapie einordnen lassen.

Global Scaling: Die Global-Scaling-Theorie geht von einer natürlichen Eigenresonanz aller Dinge aus, die auf feinster subatomarer Ebene über ein Schwingungsfeld verbunden sind. Die nichtlineare Systemanalyse kann nun diese Frequenzen abrufen, körperliche Belastungen aufzeigen und auch eine Analyse aller mental-biologischen Zusammenhänge liefern.

Hippocampus: wörtlich »Seepferdchen«. Der Hippocampus zählt zu den evolutionär ältesten Strukturen des Gehirns und ist ein zentraler Teil des limbischen Systems.

holistisch: wörtlich »ganzheitlich«. Der Holismus leitet alle Erscheinungen des Lebens aus einem ganzheitlichen Prinzip ab.

holografisch: wörtlich etwa »ganzheitlich dargestellt«. Der amerikanische Quantenphysiker und Philosoph David Bohm verglich das Universum mit einem Hologramm, bei dem in allen Einzelteilen zugleich alle Gesamtaspekte »eingefaltet« sind (»implizite Ordnung«).

Homöopathie: wörtlich »ähnliches Leiden«. Heilmethode, die auf dem Ähnlichkeitsprinzip (siehe dort) beruht. Entwickelt wurde sie im 18. Jahrhundert von dem deutschen Arzt Samuel Hahnemann. Bei der Herstellung der Arzneimittel werden die Grundsubstanzen potenziert, das heißt wiederholt im Verhältnis 1 zu 10 oder 1 zu 100 mit Wasser oder Alkohol verschüttelt oder mit Milchzucker verrieben. Die Mittel sind zum Teil so stark verdünnt, dass kein Molekül der Ausgangssubstanz mehr enthalten ist. Hahnemann ging davon aus, dass ihre Heilwirkung durch das besondere Verfahren der Dynamisierung entstünde. Sie ist also energetisch bedingt, nicht chemisch.

Homöosiniatrie: alternativ-medizinische Konzepte, die auf der TCM in Verbindung mit der Homöopathie beruhen.

Hypothalamus: wörtlich »Unterkammer«. Teil des Zwischenhirns. Der Hypothalamus steuert die vegetativen (autonomen) Funktionen des Körpers.

implizite Ordnung: siehe holografisch.

Inkarnation: siehe Reinkarnation.

instantan: Analogiebildung zu »momentan« in der Bedeutung »unendlich schnell und ohne zeitlichen Verzug«. Werden zum Beispiel zwei in Kontakt stehende subatomare Teilchen (Photonen) voneinander getrennt, reagieren sie weiterhin miteinander synchron, zeitgleich und unabhängig von ihrer Entfernung. Ändert sich etwa der Drehimpuls (Spin) eines Teilchens, ändert sich instantan auch der des Zwillingsteilchens.

Karma: wörtlich »Wirken, Tat«. Der Begriff »Karma« stammt aus dem Sanskrit und bezeichnet ein spirituelles Konzept von Ursache und Wirkung, nach dem jede Handlung – physisch wie geistig – unweigerlich eine Folge hat, die nicht unbedingt im aktuellen Leben wirksam werden muss, sondern sich möglicherweise auch erst in einem nächsten Leben manifestiert.

kartesianisch: auch cartesianisch. Nach dem französischen Philosophen René Descartes (1596–1650), latinisiert Cartesius, dessen bekanntester Satz »Cogito, ergo sum« (»Ich denke, also bin ich«) lautet. Seine und die Philosophie seiner Nachfolger ist durch die Selbstgewissheit des Bewusstseins und einen mathematischen Rationalismus gekennzeichnet. Die kartesianische Auffassung besagt, dass Körper und Seele – Materie und Geist – verschiedene »Substanzen«, also getrennt sind und allenfalls aufeinander einwirken (Leib-Seele-Dualismus).

katathymes Bilderleben: wörtlich »affektbedingtes, wunschbedingtes, durch Wahnvorstellungen entstandenes Bilderleben«. Methode, bei der die entschlüsselte Symbolik von bewusst hervorgerufenen Tagträumen zur Änderung der inneren Einstellung dienen soll.

Kausalebene: siehe Aura.

Kinesiologie: wörtlich »Lehre von der Bewegung«. Die alternativmedizinische Diagnosemethode geht davon aus, dass die Muskelspannung eine Information über den funktionalen Zustand des Körpers gibt (Muskeltest).

Kirlian-Fotografie: fotografisches Verfahren zur Visualisierung von Koronaentladungen, in den 1930er-Jahren entwickelt von dem sowjetischen Ehepaar Semjon Davidowitsch und Valentina Kirlian. Die Kirlian-Fotografie wird auch als eine alternativmedizinische Diagnosemethode eingesetzt.

Klopfakupressur: siehe EFT.

komplementär: wörtlich »vervollständigend«. Sich gegenseitig ergänzend.

konsekrierte Hostie: geheiligte bzw. geweihte Oblate, die beim christlichen Abendmahl als der Leib Christi gilt.

Körperrepräsentationen: anatomische Modelle und Darstellungen, anhand derer aurachirurgische Maßnahmen durchgeführt werden (siehe auch Surrogat).

Kortex: wörtlich »Rinde, Hülle«. Hirnrinde.

Kraniosakraltherapie: wörtlich »Schädel-Kreuzbein-Therapie«. Aus der Osteopathie (siehe dort) entwickelte Behandlungsmethode, bei der Handgriffe vor allem im Bereich des Schädels und des Kreuzbeins ausgeführt werden.

kybernetisch: wörtlich etwa »entsprechend der Steuermannskunst«. Sich selbstständig regelnd und steuernd (bei biologischen, technischen und soziologischen Systemen).

limbisches System: Funktionseinheit des Gehirns, in der Emotionen verarbeitet werden und das Triebverhalten entsteht. Der Begriff ist von dem lateinischen Wort limbus für »Saum« abgeleitet.

Magnetic Healing: die Methode der philippinischen Geistheiler. Deren besondere Fähigkeit wird unter anderem darauf zurückgeführt, dass sie ein großes Empathieniveau haben, sich also außergewöhnlich gut in andere hineinversetzen können.

Medical Intuitives: medizinisch Intuitive (»mediale Beisitzer«), die zum Beispiel bei der Diagnose nicht erklärbarer Symptome zurate gezogen werden können.

Möbiusband: benannt nach dem Leipziger Astronomen August Ferdinand Möbius (1790–1868). Endlosschleife, die mit verdrehten Enden zusammengefügt ist. Die Möbiusschleife ist nicht orientierbar. Man kann also nicht zwischen oben und unten oder zwischen innen und außen unterscheiden.

morph(ogenet)ische Felder: wörtlich »gestalterzeugende Felder«. Der englische Biologe Rupert Sheldrake betrachtet die hypothetischen morphischen (früher morphogenetischen) Felder als »formbildende Verursachung« für biologische, physikalische, chemische, aber auch gesellschaftliche Entwicklungen.

multidimensionales Modell nach Marco Bischof: Ensemble aus mehreren Regulationsebenen, die den Menschen im Gesamtkontext aller kosmischen Einflüsse und nicht nur auf körperlicher Ebene definieren.

Neokortex: stammesgeschichtlich der jüngste Teil der Großhirnrinde. Er umfasst beim Menschen unter anderem die sensorischen Areale, den für Bewegungen zuständigen Motorkortex und die sogenannten Assoziationszentren.

Neurolinguistische Programmierung: siehe NLP.

Newton'sches Weltbild: mechanistisches, deterministisches Weltbild, das Anfang des 20. Jahrhunderts mit Einsteins Relativitätstheorie und der Quantentheorie ins Wanken gebracht wurde. Nach dem englischen Naturforscher Sir Isaac Newton (1643–1727).

NLP: Bei der Neurolinguistischen Programmierung (NLP) geht es um Kommunikationstechniken und Muster zur Analyse von Wahrnehmungen. Nach der NLP funktioniert der Mensch nach Reiz-Reaktions-Ketten, die neu gestaltet werden können, um das eigene Verhalten zu optimieren.

Nocebo: wörtlich »Ich werde schaden«. Negative Reaktion auf ein medizinisches Präparat ohne Wirkung. Antonym zum Placebo (siehe dort). Man darf diesen Effekt nicht unterschätzen, da er den Heilerfolg einer Maßnahme verhindern kann.

Osteopathie: wörtlich »Knochenkrankheitslehre«. Diverse diagnostische und therapeutische Verfahren, die mit den bloßen Händen des Therapeuten ausgeführt werden. Zum Teil auch synonym verwendet werden die Bezeichnungen »Manuelle Medizin« und »Chiropraktik«.

Placebo: wörtlich »Ich werde gefallen«. Im engeren Sinne ein Scheinarzneimittel, das keine pharmakologische Wirkung hat, aber dennoch einen positiven gesundheitlichen Effekt haben kann. Ähnlich wirken auch Maßnahmen wie Scheinoperationen und die symbolische Bedeutung einer Behandlung im Allgemeinen. Der Begriff wird von Klügl keineswegs abwertend verwendet.

potenzieren: siehe Homöopathie.

Präkognition: wörtlich »vor der Erkenntnis«. Fähigkeit, ein zukünftiges Ereignis vorherzusagen.

Quanten: kleinste, nicht weiter teilbare Teilchen der Materie, die sowohl Teilchen- als auch Welleneigenschaften besitzen. Sie werden daher auch als kleinste Energieeinheiten bezeichnet, die von einem System auf ein anderes übertragen werden können. Quantum ist das substantivierte Neutrum des lateinischen Worts für »wie groß, wie viel«.

Quantenphysik: Teilgebiet der Physik, das sich mit dem Verhalten und der Wechselwirkung der kleinsten Elementarteilchen befasst. Die Messungen an Molekülen und noch kleineren Systemen ergeben Zusammenhänge, die der klassischen Physik widersprechen. Darüber hinaus ist keine sinnvolle Differenzierung zwischen Teilchen und Welle möglich, weil ein und dasselbe Objekt sich abhängig vom Beobachter entweder als Teilchen oder als Welle verhält.

Radiästhesie: wörtlich etwa »die Lehre von den Strahlenwirkungen«. Diagnosefähigkeit aufgrund einer paranormalen Strahlenfühligkeit beziehungsweise Strahlenempfindlichkeit. Die gebräuchlichsten Instrumente der Radiästhesisten sind Wünschelrute und Pendel.

Reconnective Healing: eine energetische Behandlungsform zur Messung der Drehrichtung der Chakren.

Reiki: wörtlich etwa »spirituelles Chi«. Behandlungsform, Technik und hypothetische Energie, mit denen gearbeitet wird, um das allgemeine Wohlbefinden zu steigern und

Krankheiten vorzubeugen beziehungsweise sie zu heilen. Die Methode kommt aus Japan und setzt unter anderem die Technik des Handauflegens ein.

Reinkarnation: wörtlich »Wiederverkörperung«. Die Vorstellung, dass sich die Seele oder mentale Prozesse nach dem Tod (der »Exkarnation«) erneut in fühlenden Wesen manifestieren. Es gibt unterschiedliche religiöse und weltanschauliche Konzepte zu diesem Thema.

Savant: ursprünglich im Englischen »idiot savant« für »beschränkt Wissender«. Aktuell spricht man von Savants oder Inselbegabten. Die Inselbegabung ist ein Phänomen, bei dem Menschen – oft mit einer kognitiven Behinderung – in einem kleinen Teilbereich übernormale Leistungen vollbringen. Die Hälfte aller Savants sind Autisten.

Simile-Regel: siehe Ähnlichkeitsprinzip.

spektralanalytisches Messverfahren: Untersuchung des Lichtspektrums (der Wellen), das von Substanzen ausgesandt wird. Nach dem vom Stuttgarter Forscher Günter Haffelder entwickelten EEG-spektralanalytischen Messverfahren werden Signale des limbischen Systems, der Schläfenlappen und des Stirnhirns direkt abgegriffen. Dadurch ist es möglich, Gefühle und zentrale Steuerungs- und Verarbeitungsprozesse bei Probanden zu messen und individuell auszuwerten.

Spiegelneuronen: Nervenzellen, die im Gehirn während der Wahrnehmung (Beobachtung) eines Vorgangs die gleichen Reize auslösen, als wenn dieser Vorgang selbst aktiv durchgeführt worden wäre.

Spin: wörtlich »schnelle Drehung«. Eigendrehimpuls von Elementarteilchen im Atom, vergleichbar dem Drehimpuls durch Rotation.

Stirnchakra: auch »Drittes Auge« genannt, die feinenergetische Verbindung des Menschen zu Weisheit und Erkenntnis. Siehe auch Chakren.

Stirnhirn: auch Frontal- oder Stirnlappen. Der am weitesten entwickelte Teil des Gehirns, in dem unter anderem die Steuerzentren für die willkürlichen Bewegungen lokalisiert sind.

subliminale Werbebotschaften: manipulative unterschwellige Werbebotschaften, die vom Bewusstsein nicht wahrgenommen werden, aber trotzdem wirken.

Surrogat: wörtlich »Ersatz«. Anatomisches Modell, an dem der Aurachirurg stellvertretend beziehungsweise symbolisch Eingriffe vornimmt (siehe auch Körperrepräsentationen).

Systemanalyse, nichtlineare: Das Funktionsprinzip dieser computergestützten diagnostischen Methode basiert auf der natürlichen Eigenresonanz aller Dinge, die auf feinster subatomarer Ebene über ein Schwingungsfeld verbunden sind. Die nichtlineare Systemanalyse kann diese Frequenzen abrufen, körperliche Belastungen aufzeigen und auch eine Analyse mental-biologischer Zusammenhänge liefern (siehe auch Global Scaling).

TCM: Traditionelle Chinesische Medizin. Heilkunde, die sich in China seit mehr als 2000 Jahren entwickelt hat. Die »fünf Säulen« der TCM sind die Arzneitherapie, die Akupunktur, Massagetechniken, Bewegungsübungen und eine nach Heilgesichtspunkten ausgerichtete Ernährungslehre (Diätetik). Viele Annahmen der TCM widersprechen naturwissenschaftlichen Erkenntnissen, und die belegten Heilwirkungen werden oft auf Placeboeffekte zurückgeführt.

Telekinese: wörtlich etwa »Fernbewegung«. Das Bewegen von Objekten allein durch Gedanken- beziehungsweise übersinnliche Kräfte.

Traditionelle Chinesische Medizin: siehe TCM.

Unschärferelation: Die Unschärfe- oder Unbestimmtheitsrelation besagt nach dem deutschen Physiker und Nobelpreisträger Werner Heisenberg, dass zwei komplementäre Eigenschaften eines Teilchens nie gleichzeitig genau gemessen werden können. Entweder man bestimmt seinen Ort oder seine Geschwindigkeit – mal erscheint es als ein auf kleinstem Raum begrenztes Teilchen, mal als Welle, die sich über weite Räume ausdehnt. Auf subatomarer

Ebene besteht also ein Phänomen nicht in sich selbst, sondern nur in Wechselwirkung mit dem Beobachter.

Wechselblindheitsversuche: Experimente von Wahrnehmungsforschern, bei denen auf Bildern ganze Teile verschwinden oder in Gesprächssituationen durch Tricks Personen ausgetauscht werden – und der Proband nichts davon bemerkt.

Zwillingsphotonen: siehe instantan.

Anmerkungen

1. Zahl, Per-Henrik; Mæhlen, Jan; Welch, Gilbert H.: »The Natural History of Invasive Breast Cancers Detected by Screening Mammography«. *Archives of Internal Medicine* 168 (21), 2008, 2311–2316.
2. Heim, Burkhard: *Elementarstrukturen der Materie: Einheitliche strukturelle Quantenfeldtheorie der Materie und Gravitation.* Resch, Innsbruck 2002.
3. McClare, Colin: »Resonance in Bioenergetics«. *Annals of the New York Academy of Sciences* 227, 1974, 74–97.
4. Bohm, David: *Die implizite Ordnung. Grundlagen eines dynamischen Holismus.* Goldmann, München 1987.
5. Sheldrake, Rupert: *Das schöpferische Universum. Die Theorie des morphogenetischen Feldes.* Ullstein, Frankfurt am Main 1993.
6. McTaggart, Lynne: *Das Nullpunkt-Feld. Auf der Suche nach der kosmischen Ur-Energie.* Arkana, München 2007.
7. Jung, C.G.: *Die Archetypen und das kollektive Unbewusste. Gesammelte Werke,* Band 9/1. Walter, Düsseldorf 1995.
8. Volkamer, Klaus: *Feinstoffliche Erweiterung unseres Weltbildes.* Weißensee, Berlin 2009.
9. Lipton, Bruce: *Intelligente Zellen. Wie Erfahrungen unsere Gene steuern.* Koha, Burgrain 2006.

10. Dr. Klaus Volkamer in einem Interview, vgl. auch Volkamer, Klaus: *Feinstoffliche Erweiterung unseres Weltbildes,* a.a. O.
11. Penrose, Roger: *Computerdenken: Die Debatte um künstliche Intelligenz, Bewusstsein und die Gesetze der Physik.* Spektrum Akademischer Verlag, Heidelberg/ Berlin 2002.
12. Powell, Diane Hennacy: *Das Möbius-Bewusstsein. Warum es paranormale Fähigkeiten gibt und wie wir sie trainieren können.* Arkana, München 2009.
13. Braud, William G.: *Distant Mental Influence. Its Contributions to Science, Healing, and Human Interactions, Studies in Consciousness.* Hampton Roads, Charlottesville 2003.
14. Vgl. Clemens Kubys DVDs »Alles ist möglich – Das Spektrum der Selbstheilung« (2008) und »Heilung – Das Wunder in uns. Selbstheilungsprozesse entdecken« (2009).
15. 3sat-TV-Dokumentation »Ich bin ein Weltenmensch« (28. Juni 2010) über Gerhard Klügl und die Aurachirurgie, die Sie sich bei YouTube (www.youtube.com) anschauen können.
16. Vgl. Lipton: *Intelligente Zellen,* a.a. O.
17. Vgl. Müller, Hartmut: *Global-Scaling-Kompendium,* www.global-scaling-institute.de/50-0-Publikationen.html.
18. Charon, Jean Émile: *Der Geist der Materie.*
19. Vgl. »Das deutsche Gesundheitswesen im internationalen Vergleich: Die Perspektive der Patienten«. *Deutsches Ärzteblatt 107* (24), 2010, 427–434, www.

aerzteblatt.de/v4/archiv/artikel.asp?src=suche&p=iqwig&id=77030.

20. Vgl. zum Beispiel »Homöopathische Arzneimittel in Deutschland: verbreitet genutzt und geschätzt«. *Allensbacher Berichte 14,* 2009, https://www.ifd-allensbach.de/fileadmin/kurzberichte_dokumentationen/prd_0914.pdf.
21. Vgl. zum Beispiel http://derstandard.at/1263706727077/Forschungsgelder-fuer-die-Komplementaermedizin, 4. Februar 2010.
22. Nach Michels, Volker (Hrsg.): *Materialien zu Hermann Hesses »Siddharta« – Zweiter Band.* Suhrkamp, Frankfurt/Main 1975, 365 f.
23. Williams, Robert M.: *PSYCH-K®: Die Macht der Überzeugungen und die Verbindung von Körper, Geist und Seele.* Koha, Burgrain 2009.
24. László, Ervin: *Zu Hause im Universum. Die neue Vision der Wirklichkeit.* Ullstein, Berlin 2010.
25. Vgl. Princeton Engineering Anomalies Research (PEAR), http://noosphere.princeton.edu/911formal.html.
26. Ullman, Montague; Krippner, Stanley; Vaughan, Alan: *Traumtelepathie. Telepathische Experimente im Schlaf.* Aurum, Freiburg 1977.
27. Vgl. zum Beispiel Braud, William G.: »Distant Mental Influence of Rate of Hemolysis of Human Red Blood Cells«. *Journal of the American Society for Psychical Research 84,* 1990, 1–24.
28. Pert, Candace B.: *Moleküle der Gefühle. Körper, Geist und Emotionen.* Rowohlt, Reinbek 1999.
29. Vgl. Lipton, Bruce: *Intelligente Zellen,* a.a.O.

30. Nach seinem Artikel »Balancing Life-Style and Genomics Research for Disease Prevention« in der *Science*-Ausgabe 296 (5568) vom 26. April 2002, die in vielen einschlägigen Abhandlungen zitiert wird.
31. Lay, Rupert: *Ketzer, Dogmen, Denkverbote. Christ sein heute*. Econ, Düsseldorf 1996.
32. Vgl. Pert, Candace B.: *Moleküle der Gefühle,* a.a.O.
33. Reich, Wilhelm: *Die Funktion des Orgasmus*. Kiepenheuer & Witsch, Köln 1969.
34. Abbott, Edwin A.: *Flächenland. Ein Märchen mit vielerlei Dimensionen*. RaBaKa Publishing, Neuenkirchen 2009.
35. Vgl. zum Beispiel Kuhn, Thomas S.: *Die Struktur wissenschaftlicher Revolutionen*. Suhrkamp, Frankfurt/Main 2001.